Amber Salman
Anas Sarwar Qureshi

Effetti del Ginko biloba sulla crescita fetale e sulla genesi renale nei ratti

Amber Salman
Anas Sarwar Qureshi

Effetti del Ginko biloba sulla crescita fetale e sulla genesi renale nei ratti

Uno studio istomorfometrico

ScienciaScripts

Imprint

Any brand names and product names mentioned in this book are subject to trademark, brand or patent protection and are trademarks or registered trademarks of their respective holders. The use of brand names, product names, common names, trade names, product descriptions etc. even without a particular marking in this work is in no way to be construed to mean that such names may be regarded as unrestricted in respect of trademark and brand protection legislation and could thus be used by anyone.

Cover image: www.ingimage.com

This book is a translation from the original published under ISBN 978-3-659-86173-4.

Publisher:
Sciencia Scripts
is a trademark of
Dodo Books Indian Ocean Ltd. and OmniScriptum S.R.L publishing group

120 High Road, East Finchley, London, N2 9ED, United Kingdom
Str. Armeneasca 28/1, office 1, Chisinau MD-2012, Republic of Moldova, Europe

ISBN: 978-620-8-34593-8

Copyright © Amber Salman, Anas Sarwar Qureshi
Copyright © 2024 Dodo Books Indian Ocean Ltd. and OmniScriptum S.R.L publishing group

ELENCO DEI CONTENUTI

DEDICA 2

ABSTRACT 3

CAPITOLO # 1 4

CAPITOLO # 2 6

CAPITOLO # 3 15

CAPITOLO # 4 22

CAPITOLO # 5 59

CAPITOLO # 6 64

RIFERIMENTI 66

DEDICA

Questo umile sforzo - il frutto dei miei studi e dei miei pensieri - è dedicato ai *miei degni genitori, (il mio paradiso) a mio marito e ai miei figli, ai miei fratelli e alla mia famiglia* che mi hanno sempre ispirato, incoraggiato e sostenuto per realizzare tutto questo. Credo fermamente che le loro preghiere siano con me e lo saranno sempre.

ABSTRACT

Lo scopo del presente studio è stato quello di valutare l'influenza del *Ginkgo biloba,* un neutracuetico cinese a base di erbe, sul peso alla nascita e sulla genesi renale, osservando le caratteristiche istomorfometriche dei reni neonatali. Un totale di ventotto femmine adulte albine in gravidanza sono state suddivise in quattro gruppi A, B, C e D. Ogni gruppo era composto da sette femmine gravide. *Il ginkgo biloba* è stato somministrato tramite gavage orale alla dose di 3,5, 7 e 14 mg/kg/die in un'unica somministrazione rispettivamente ai gruppi A, B e C, mentre il gruppo D è servito da controllo ed è stato somministrato 1 ml di acqua al posto del farmaco. Il farmaco è stato somministrato dall'[8th] al 20th giorno di gestazione, in aggiunta a cibo e acqua *ad libitum*. I neonati sono stati prelevati subito dopo il parto, il giorno 1, pesati ed esaminati per verificare la presenza di eventuali malformazioni congenite. I parametri morfologici come la lunghezza della groppa, la circonferenza della testa e la circonferenza addominale sono stati misurati con un nastro adesivo. Dopo l'eutanasia, i neonati sono stati sezionati, i reni sono stati isolati, pesati e conservati in formaldeide tampone neutra. Dopo la raccolta di tutti i campioni, i parametri morfologici (forma, colore, lunghezza e larghezza) e istometrici (spessore corticale e midollare, diametro della capsula di Bowman, dei glomeruli, dei tubuli contorti prossimali e distali) dei reni neonatali sono stati osservati con l'aiuto del sistema di analisi delle immagini Image J® versione 1.47v. Le caratteristiche istologiche dei reni sono state osservate al microscopio ottico a X400 dopo la colorazione con Ematossilina ed Eosina. Il confronto tra i gruppi dei parametri materni, come l'aumento di peso in gravidanza, l'assunzione giornaliera di acqua e cibo ed eventuali cambiamenti locomotori, non ha mostrato alcun cambiamento significativo. Non sono stati osservati decessi materni o segni di tossicità. Il confronto tra i gruppi di neonati ha rivelato una diminuzione significativa del peso alla nascita, della lunghezza della groppa e della circonferenza cranica nei neonati di madri trattate con 7 e 14 mg/kg/die. Non sono state osservate grossolane malformazioni congenite. Tra gli organi neonatali, è stato registrato un aumento del peso assoluto dei reni neonatali nel gruppo trattato con *Ginkgo biloba* e in quello trattato con 7 e 14 mg/kg/die. I valori dei parametri istometrici studiati, ovvero lo spessore corticale e midollare, non differivano in modo significativo, ma il diametro dei glomeruli diminuiva con l'aumento dello spazio di Bowman, in modo dipendente dalla dose. Il quadro istologico ha mostrato un edema interstiziale con infiammazione multipla e focolai emorragici. L'epitelio tubulare è apparso schiumoso con cambiamenti atrofici, più evidenti nei tubuli convoluti distali. Si può notare anche una fibrosi da lieve a moderata con congestione vascolare.

CAPITOLO # 1

INTRODUZIONE

L'aumento globale della popolarità dei farmaci vegetali e l'accertamento della loro efficacia nel trattamento di varie malattie hanno suscitato un interesse eccezionale per la determinazione delle loro attività biologiche (Iris *et al.*, 2011). I prodotti fitoterapici sono solitamente commercializzati come integratori dietetici (alimentari, nutrizionali) o "neutraceutici". Tra il 1990 e il 1997 l'uso di medicine alternative come prodotti a base di erbe, megavitamine, omeopatia e cure energetiche è aumentato del 38% nella popolazione generale degli Stati Uniti (Eisenberg *et al.*, 1998). Non è valido affermare che la fitoterapia sia priva di qualsiasi tipo di controindicazione o effetto collaterale. È probabile che vari effetti embriotossici o fetotossici dei farmaci vegetali rimangano misconosciuti negli ambienti tradizionali; solo un piccolo numero di piante medicinali, utilizzate in tutto il mondo, è stato testato in studi controllati randomizzati (Ernst *et al.*, 2002).

Il Ginkgo biloba è uno dei più antichi alberi viventi o "fossili viventi" (Brenner *et al.*, 2005) della Terra. *Il Ginkgo biloba,* specie distintiva della famiglia *delle Ginkgoaceae* (Bilia., 2002.), è stato utilizzato in Cina e nei Paesi di origine come integratore alimentare o "neutraceutico" (Brenner *et al.*, 2005) e come medicinale per oltre 5000 anni. *Il ginkgo biloba* è stato introdotto in Europa e in America solo a partire dal 1980 come parte del repertorio erboristico. L'estratto di foglie di *Ginkgo biloba* è oggi una delle erbe più studiate. Le vendite annuali di prodotti a base di Ginkgo ammontano a diverse centinaia di milioni di euro (Kakigi *et al.*, 2012).

Clinicamente gli estratti di *Ginkgo biloba* sono utilizzati nel trattamento della demenza vascolare e avascolare (Weinmann *et al.*, 2010; Tan *et al.*, 2014), compresa la malattia di Alzheimer (Munusco *et al.*, 2012), delle malattie cerebrovascolari come l'ictus (Logani *et al.*, 2000; Zeng X *et al.*, 2005), *delle malattie vascolari periferiche come la claudicatio intermittens (Nicolai et al 2013), dell'emicrania (Usai et al., 2011; Esposito et al., 2011: Allais et al., 2013).}*, malattie vascolari periferiche come la claudicazione intermittente (Nicolai *et al* 2013), emicrania (Usai *et al.*, 2011; Esposito *et al.*, 2011: Allais *et al.*, 2013), disfunzione erettile (Yeh *et al.*,2008; Wu YN et al., 2015), neuropatia diabetica (Dugoua *et al.*, 2006), potenziatore cognitivo (Carlson *et al.*, 2007; Birk *et al.*, 2009; Laws *et al* 2012; Cooper., 2013), autismo (Weber *et al.*, 2007), sclerosi multipla (Johnson *et al.*, 2006), acufeni (Hilton *et al.*, 2013), vertigini da mal di montagna (Seupaul *et al.*, 2012), coadiuvante della chemioterapia *(Eli et al., 2006) e antidepressivo (Eli et al., 2006),* 2006) e disfunzioni sessuali indotte da antidepressivi (Cohen *et al.*, 1998 Ashton., 2000; Kang *et al.*, 2002), in generale migliora la qualità del sonno (Li *et al.*, 2005;Sarris *et al.*,2011), il benessere sostanziale, aumenta la tolleranza e migliora gli sbalzi d'umore (Cieza *et al.*, 2003). È molto popolare nelle donne per migliorare i sintomi associati alla menopausa (Clement *et al.*, 2011) o alla sindrome premestruale

(Ozgoli *et al.*, 2009). Ha una forte proprietà antinvecchiamento (Dong *et al.*, 2004; Chuarienthong *et al.*, 2010; Huang *et al.*, 2012). Nel 2005, negli Stati Uniti, è stato dichiarato il miglior stimolatore cerebrale della nazione. Il suo uso crescente nei giovani è dovuto al miglioramento delle prestazioni agli esami (Jason *et al.*, 2013: Mazana *et al.*, 2013), riducendo l'ansia, lo stress e i sintomi correlati (Bruce *et al.*, 2000; Shah *et al.*, *2003}*. Aumenta il focus attentivo, migliora il tempo e la velocità di elaborazione per aumentare i problemi di memoria legati al lavoro (Kennedy *et al.*, 2002). È utile anche nella sindrome da deficit di attenzione e iperattività (Weber et al., 2007).

Il ginkgo biloba riduce l'aggregazione piastrinica legando in modo competitivo il fattore di attivazione piastrinica e inibendo la formazione di trombossano A2 piastrinico (Gardner *et al.*, 2007). Aumenta il flusso sanguigno e riduce la viscosità del sangue. I flavonoidi del Ginkgo possiedono proprietà antiossidanti e di rimozione dei radicali liberi (Lin *et al.*, 2014; Yallapragada *et al.*, 2015). Sono stati isolati e identificati più di 40 componenti. Il 24% di flavonoidi e il 6% di terpenoidi sono ritenuti responsabili degli effetti benefici *del Ginkgo biloba* (Smith *et al.*, 2004; Wollschlaeger *et al.*, 2003). È dimostrato che il ginkgolide B, un componente attivo degli estratti di Ginkgo biloba, ha effetti citotossici sulle cellule staminali embrionali e sulle blastocisti. Può stimolare o inibire la segnalazione apoptotica che riduce il numero di cellule, rallenta lo sviluppo della blastocisti post-impianto, aumenta la morte della blastocisti e la perdita fetale (Chan *et al.*, 2006). La sua tossicità riproduttiva è stata osservata in uno studio su ratti Wister trattati con 7 e 14 mg/kg/die di ginkgo biloba. Si è verificata una diminuzione significativa del peso medio dei feti. I risultati indicano che il ginkgo biloba non è tossico per le madri, anche se causa un ritardo nella crescita intrauterina del feto (Pinto *et al.*, 2007). I flavonoidi possono attraversare la placenta ed entrare nel feto, dove la loro concentrazione nei tessuti è risultata superiore a quella della madre (Schroder-van *et al.*, 1998). La sua escrezione avviene attraverso i reni e può influenzare la genesi renale. Non è disponibile una letteratura specifica a questo proposito. Lo scopo di questo studio è quindi quello di determinare gli effetti del *Ginkgo biloba* sulla crescita fetale in termini di peso alla nascita e sui cambiamenti istomorfometrici del rene neonatale dopo l'ingestione materna durante il periodo di gestazione dall'ottavo al ventunesimo giorno.

Scopi e obiettivi:
Gli obiettivi principali di questo studio sono stati:

- Determinare gli effetti del *Ginkgo biloba* sulla crescita in termini di peso alla nascita nei ratti albini.

- Studiare i suoi effetti sui parametri istomorfometrici dei reni neonatali dopo l'uso materno di *Ginkgo biloba* durante il periodo gestazionale dall'ottavo giorno[th] al ventunesimo giorno.[st]

CAPITOLO # 2

REVISIONE DELLA LETTERATURA

Il Ginkgo *biloba* è una gimnosperma, l'unico rappresentante vivente della famiglia *delle Ginkgoaceae* (Bilia., 2002). L'albero di Ginkgo ha una forma piramidale con un tronco colonnare e scarsamente ramificato. Le sue foglie sono uniche, a forma di ventaglio e dicotomiche. I fiori sono riuniti in grappoli. Sono apprezzati in autunno per il loro colore giallo zafferano (Taylor *et al.*, 1993). I frutti, simili a drupe, sono di colore giallo chiaro e marrone, con una polpa maleodorante che racchiude un seme ovale e appuntito (Plotnik, 2000). I semi di ginkgo, ritenuti una prelibatezza orientale, sono apprezzati nelle feste cinesi e giapponesi, nei matrimoni e a Capodanno come delizia di Buddha. Le sue foglie sono tra i prodotti botanici più studiati oggi. Come la maggior parte delle erbe medicinali, il ginkgo non viene utilizzato allo stato grezzo, ma in un estratto standardizzato *di ginkgo biloba* (GBE). In Francia e in Germania continua a essere il farmaco più prescritto.

COMPOSIZIONE BIOCHIMICA E PROPRIETÀ DEL *GINKGO BILOBA*:

Sono stati isolati e identificati più di 40 componenti dell'albero *di Ginkgo biloba*, tra cui la ginkgetina, la sciadopitysina e la bilogetina. Il preparato *di Ginkgo biloba* più comunemente utilizzato viene preparato concentrando 50 parti di foglie grezze per ottenere una parte di estratto (Katzung, 2004). L'estratto standardizzato di foglie secche contiene il 24% di flavonoidi e il 6% di terpenoidi (ginkgolidi e bilobalidi), che si ritiene siano responsabili degli effetti benefici *del Ginkgo biloba* sulla salute. I terpeni migliorano la circolazione mentre i flavonoidi sono neuroprotettivi (Smith *et al.*, 2004; Wollschlaeger *et al.*, 2003): Organizzazione Mondiale della Sanità (OMS) 1999). La tossicità può essere attribuita ai suoi costituenti, tra cui acidi ginkgolici, bilobalidi, biflavoni, cardoli, cardanoli e quercetina (Al-Yahya *et al.*, 2006). I suoi semi e il suo rivestimento esterno presentano attività tossiche dovute alla ginkgotossina e agli acidi ginkgolici.

Nell'uomo, l'uso del ginkgo non è attualmente raccomandato nei bambini al di sotto dei 12 anni. Negli adulti, l'EGb standardizzato è raccomandato nei disturbi della memoria e della funzione cardiovascolare alla dose di 120 mg al giorno in dosi divise. In caso di demenza più grave o di malattia di Alzheimer, possono essere necessari fino a 240 mg al giorno, in 2 o 3 dosi divise4. I valori di DL_{50} per l'estratto di ginkgo nei topi sono 7,7 gm/kg di peso corporeo dopo somministrazione orale e 1,1 gm/kg di peso corporeo dopo somministrazione intraperitoneale, mentre nei ratti sono 2,1 gm/kg di peso corporeo dopo somministrazione intraperitoneale e 1,1 gm/kg di peso corporeo dopo somministrazione endovenosa.

Dopo la somministrazione orale, il 60% viene assorbito attraverso l'intestino tenue. Il 38% viene espirato, mentre il 21% viene escreto attraverso i reni (Moreau *et al.*, 1988). Sono stati riportati alcuni effetti collaterali dell'EGb, come emorragia intracerebrale, disturbi gastrointestinali, mal di testa, vertigini e reazioni allergiche cutanee (Lipoittvin *et al.*, 1989; Schotz *et al.*, 2004; Mahadevan *et al.*, 2008).

EFFETTI DEL *GINKGO BILOBA* SUL SISTEMA RIPRODUTTIVO FEMMINILE:

Ondrizek *et al.*, 1999 hanno analizzato gli effetti delle erbe come medicina alternativa sulla penetrazione degli ovociti zona free e sull'integrità degli spermatozoi. Prima dell'interazione tra ovociti e spermatozoi, gli ovociti di criceto privi di zona sono stati divisi in tre gruppi e ciascuno di essi è stato tenuto per un'ora in uno dei tre diversi preparati *(Ginkgo biloba,* Echinacea purpura e saw palmetto). L'iperico è stato utilizzato come terreno di controllo. Il DNA degli spermatozoi trattati con le erbe è stato studiato mediante elettroforesi su gel denaturante. Gli ovociti pretrattati con l'iperico non sono stati penetrati da nessuno spermatozoo. Si è verificata una riduzione significativa della penetrazione degli spermatozoi negli ovociti trattati con dosi più elevate di *Ginkgo biloba* ed Echinacea. L'esposizione all'Echinacea purpurea e all'iperico ha provocato la denaturazione del DNA degli spermatozoi, mentre il saw palmetto e il Ginkgo non hanno avuto effetti dannosi sul DNA. L'iperico muta il gene BRCA1 negli spermatozoi. Questo studio suggerisce che l'iperico, il *Ginkgo biloba* e l'Echinacea purpurea influenzano negativamente le cellule riproduttive a concentrazioni più elevate.

Paulus *et al.*, 2002 hanno condotto uno studio prospettico di coorte per valutare i benefici del *Ginkgo biloba* nella riproduzione assistita. Gli estratti di *Ginkgo biloba* hanno effetti vasoregolatori e possono migliorare la perfusione degli organi riproduttivi con ridotto apporto di sangue. In questo studio sono state incluse 45 pazienti di un centro di fertilità, sottoposte a screening per la riduzione del flusso sanguigno attraverso l'arteria uterina. Lo spessore dell'endometrio e l'indice di pulsatilità delle arterie uterine e ovariche sono stati misurati a metà del ciclo. Tutte le pazienti avevano un'anamnesi di due-otto cicli di FIVET non riusciti durante il loro trattamento di riproduzione assistita. Dopo il consenso informato, alle pazienti è stato somministrato l'estratto secco *di foglie di Ginkgo* (due compresse tre volte al giorno). L'ecografia doppler è stata ripetuta dopo due cicli, nello stesso giorno del ciclo spontaneo. Per la valutazione statistica, ogni paziente è servita come proprio controllo. Dopo il trattamento con Ginkgo, è stato osservato un aumento significativo dello spessore dell'endometrio (mediana: 8,3 mm vs 9,5 mm; $p = 0,002$), mentre l'indice di pulsatilità delle arterie uterine e ovariche era leggermente diminuito (mediana: 2,68 vs 2,50; $p = 0,08$ e mediana: 0,78 vs 0,79; $p = 0,41$. Gli estratti secchi di *Ginkgo biloba* sono stati ben tollerati e 25 pazienti ne hanno continuato l'uso nel successivo ciclo stimolato. La gravidanza è stata confermata in tre delle pazienti con un'ecografia a 6 settimane che ha mostrato il sacco fetale. Ciò indica gli effetti benefici dell'uso *del Ginkgo biloba* nel trattamento di riproduzione assistita.

ElMazoudy *et al.*, 2012 hanno mostrato alterazioni istologiche prodotte dall'estratto di *Ginkgo biloba* nelle ovaie e nella vagina. Questo studio ha anche valutato le proprietà abortive e anti-impianto del *Ginkgo biloba*. Il Ginkgo biloba è stato utilizzato nelle donne in età riproduttiva per diverse patologie a causa dei suoi effetti vasoregolatori. *Il Ginkgo biloba* a 0, 3,7, 7,4 e 14,8 mg/kg/die è stato somministrato tramite gavage orale. Gli animali sono stati divisi in tre gruppi diversi e il farmaco è stato somministrato per tutta la durata della gravidanza al gruppo 1, durante il 1st trimestre al gruppo 2 e durante il 3rd trimestre al gruppo 3. Il 20th giorno di gravidanza, le femmine sono state uccise e i loro organi sono stati raccolti e pesati. La marcata riduzione del numero di follicoli ovarici ha suggerito una tossicità ovarica in modo dipendente dalla dose, soprattutto negli animali trattati con 14,8 mg/kg/die. Si è verificata una diminuzione della vitalità fetale e una diminuzione dell'indice di riassorbimento e di impianto. Anche il peso medio delle placente e dei feti si è ridotto negli animali trattati con 14,8 mg/kg/die. L'interruzione del ciclo estrale causata dal *Ginkgo biloba* ha indotto tossicità materna e fetale. Pertanto, questi dati propongono che *il Ginkgo biloba* 14,8 mg/kg/die possieda un potente effetto abortivo e anti-impianto.

EFFETTI DEL *GINKGO BILOBA* SUL FETO:

Chan *et al.*, 2005 hanno riportato l'effetto citotossico esercitato dai componenti ginkgolidi degli estratti di *Ginkgo biloba*. Può portare alla perdita embrionale precoce colpendo le blastocisti di topo. Può arrestare lo sviluppo embrionale precoce post-impianto. Il test di etichettatura dUTP nick-end mediato dalla deossinucleotidil transferasi terminale ha rivelato che le blastocisti trattate con 5 o 10 µM di ginkgolide A o ginkgolide B hanno mostrato un aumento dell'apoptosi rispetto ai controlli non trattati. Nel gruppo trattato con ginkgolidi è stata riscontrata una riduzione significativa del numero di cellule nella blastocisti e del trofectoderma/massa cellulare interna. Il pretrattamento delle blastocisti con ginkgolidi ha mostrato livelli normali di impianto su piastre di coltura, ma un numero significativamente inferiore di embrioni si è sviluppato fino agli stadi successivi, nei gruppi trattati rispetto a quelli di controllo, portando alla morte in stadi relativamente precoci. Questo studio indica che il trattamento di blastocisti di topo con ginkgolidi induce apoptosi, riduzione del numero di cellule, rallentamento dello sviluppo della blastocisti impiantata e aumento della perdita di blastocisti allo stadio iniziale. Questi risultati hanno fornito importanti indicazioni sull'effetto dei ginkgolidi, componente principale degli estratti di *Ginkgo biloba*, sulle blastocisti di topo.

Dogoua *et al.*, 2005, hanno rivisto sistematicamente la letteratura citando l'uso, l'efficacia, la sicurezza e le azioni farmacologiche del ginkgo durante la gravidanza e l'allattamento. Le deboli evidenze hanno messo in guardia dal suo uso durante il travaglio, poiché può prolungare il tempo di sanguinamento a causa della sua attività antiaggregante. Per questo motivo, è prudente interrompere l'uso del *Ginkgo biloba* settimane prima del parto. Alcuni studi hanno analizzato le attività ormonali delle sue foglie. I medici e i pazienti devono essere consapevoli dell'adulterazione dei prodotti a base di Ginkgo con la colchicina. I dati sono stati ricercati dall'ispezione al giugno 2005. La natura e il grado dei risultati sono stati raccolti e compilati. I semi di Ginkgo tostati sono considerati sicuri, mentre quelli non tostati destano ancora preoccupazione in gravidanza e allattamento. Gli estratti grezzi delle foglie possono contenere acidi ginkgolici, sospettati di avere proprietà citotossiche, mutagene, allergeniche e cancerogene. La ginkgotossina, contenuta nei semi di ginkgo, può causare convulsioni, coma e morte. I suoi flavonoidi possiedono un potenziale antiossidante che elimina i radicali liberi e inibisce la morte cellulare indotta dalle placche beta-amiloidi nella malattia di Alzheimer. I medici e i pazienti devono prestare attenzione alle sue interazioni con numerosi farmaci, soprattutto anticoagulanti e antipiastrinici. La questione assume maggiore importanza quando i feti in via di sviluppo sono esposti a questo farmaco e i suoi metaboliti tossici influiscono sul feto in via di sviluppo.

Al-Yahya et al., 2006 hanno determinato gli effetti del *Ginkgo biloba*, una medicina popolare, sulla tossicità riproduttiva, biochimica e citologica nei topi albini maschi. Ai topi sono state somministrate tre diverse dosi di *Ginkgo biloba* (25, 50 e 100 mg/kg/die) mediante gavage orale per novanta giorni. I parametri valutati comprendono il peso degli organi riproduttivi, la morfologia e la motilità degli spermatozoi, la citologia dei cromosomi testicolari, la biochimica delle proteine, la malondialdeide (MDA), l'acido nucleico e i solfidrilici non proteici (NP-SH). Si sono verificati cambiamenti significativi nel peso dell'epididimo e della prostata. Questo trattamento ha anche provocato aberrazioni cromosomiche che hanno portato a una diminuzione del tasso di concepimento e a una perdita pre-impianto. Tuttavia, la motilità, la morfologia e il numero di spermatozoi sono rimasti inalterati. I parametri biochimici hanno mostrato acidi nucleici mutati, riduzione di NP-SH e un aumento di MDA, il che dimostra che le specie radicali libere hanno indotto cambiamenti nei cromosomi testicolari. Il meccanismo proposto è stato ritenuto l'attivazione di GABA, glutammato e glicina da parte del *Ginkgo biloba*. I suoi costituenti potrebbero generare radicali liberi che depolarizzano la membrana con l'afflusso di calcio. La tossicità può essere attribuita ai suoi costituenti tossici, che comprendono acidi ginkgolici, bilobalidi, biflavoni, cardoli, cardanoli e quercetina. Questi risultati hanno messo in guardia dall'uso incauto del *Ginkgo biloba* come rimedio erboristico per l'impotenza o la disfunzione erettile.

Pinto et al., 2007 hanno lavorato sul *Ginkgo biloba*, un'erba utilizzata per trattare il morbo di Alzheimer, le malattie microvascolari tra cui l'insufficienza cerebrovascolare e le malattie vascolari periferiche. Si è dimostrata una tossicità riproduttiva nel topo. Nello studio attuale, dopo la conferma della gravidanza, ratti Wistar sono stati trattati con 0, 3,5, 7 e 14 mg/kg/die di *Ginkgo biloba* per via orale. Il farmaco è stato somministrato dall'8° al 20° giorno di gestazione insieme a cibo e acqua. Il peso corporeo materno è stato misurato prima e alla fine del termine. È stata osservata anche l'assunzione di cibo e acqua. Le ratte gravide sono state abbattute il 21st giorno di gravidanza. Gli organi materni, come fegato, reni, ovaie e placenta, sono stati raccolti e pesati. Sono stati calcolati il riassorbimento e l'indice post-impianto. Sono stati osservati il numero di feti vivi e morti e il loro peso medio. I feti di tutti e tre i gruppi non presentavano alcuna deformità esterna. Sono stati pesati anche fegato, reni, cuore, polmoni e cervello del feto. Non sono stati osservati cambiamenti significativi nelle madri, ma i gruppi che hanno ricevuto 7 e 14 mg/kg/die di *Ginkgo biloba* hanno mostrato una marcata diminuzione del peso medio dei feti. I risultati suggeriscono che *il Ginkgo biloba* può causare un ritardo nella crescita intrauterina dei feti senza danneggiare le madri.

Faria *et al.*, 2008 hanno analizzato lo sviluppo postnatale dei bambini allattati da madri che utilizzano *Ginkgo biloba*. L'uso dell'estratto di Gingko biloba è dannoso durante la gravidanza e l'allattamento. Sono ancora necessarie indagini per confermare i suoi effetti sulle diverse fasi della riproduzione. Studi precedenti hanno dimostrato che gli estratti di *Ginkgo biloba* hanno proprietà estrogeniche e antiestrogeniche, riducendo così la secrezione di latte nelle madri. Ciò può provocare malnutrizione e scarso sviluppo dei cuccioli. I ratti che allattano sono stati trattati con 3,5 mg/kg/die di estratto di Ginkgo (la dose umana più alta). La madre è stata valutata per verificare la presenza di segni clinici di tossicità. Durante il trattamento e l'allattamento sono stati analizzati il tasso di crescita e sopravvivenza, lo sviluppo fisico, motorio e sensoriale dei cuccioli. Non sono stati osservati segni di tossicità materna. Non sono state osservate differenze tra i cuccioli di controllo e quelli trattati. Si può ipotizzare che il trattamento con estratto di *Ginkgo biloba* durante l'allattamento non sia tossico per le madri. Non sono stati osservati segni di sottosviluppo fisico, motorio e sensoriale dei cuccioli, il che conferma la sua sicurezza anche per i bambini.

Fernandes *et al.*, 2010 hanno lavorato sugli effetti dell'estratto di *Ginkgo biloba* (GBE) sullo sviluppo embriofetale nei ratti di Wister. Questa medicina erboristica è utilizzata in particolare per il trattamento di malattie neurodegenerative, disturbi vestibolari, insufficienza vascolare cerebrale e periferica. Si ritiene che i suoi componenti abbiano anche effetti estrogenici. In questo studio, ratte Wistar gravide sono state divise in quattro gruppi. A ciascun gruppo è stato somministrato un dosaggio diverso (3,5, 7,0 e 14,0 mg/Kg/die), durante il transito tubarico e il periodo di impianto. Le ratte sono state abbattute al 15° giorno di gravidanza. I parametri valutati comprendono i segni di tossicità materna, l'aumento di peso materno, il consumo di cibo e acqua, il peso del fegato materno, delle ovaie, della placenta e dei reni, il numero di corpi lutei, la perdita pre- e post-impianto per gruppo, la media dei feti vivi e morti per gruppo, il peso alla nascita dei feti e le deformità esterne del feto. Non sono state riscontrate variazioni significative nei parametri materni e in quelli embrio-fetali. Dallo studio attuale risulta evidente che il trattamento di ratti Wister gravidi durante il transito tubarico e il periodo di impianto non ha causato alcun danno né alla madre né ai feti.

Zehra et al., 2010 hanno studiato gli effetti teratogeni del Ginkgo biloba sui feti di topo. Gli animali sono stati divisi in tre gruppi A, B e C, ciascuno composto da 6 femmine gravide. Ai gruppi A e B è stato somministrato Ginkgo biloba a 78 e 100 mg/kg/die per tutta la gravidanza, mentre il gruppo C è servito da controllo. I feti del gruppo B hanno mostrato una marcata riduzione del peso medio e della lunghezza della groppa rispetto al gruppo C. I feti dei gruppi A e C non hanno mostrato alcuna anomalia congenita grossolana, mentre quelli del gruppo B hanno aumentato la tendenza a presentare malformazioni come sindattilia, occhi arrotondati, distorsione della mascella, del padiglione, delle labbra e delle narici. I fegati fetali sono stati esaminati e dopo la colorazione sono stati osservati gli effetti istologici. Sono stati riscontrati segni di congestione e alterazione grassa insieme alla dilatazione dei sinusoidi in modo dipendente dalla dose, concludendo che *il Ginkgo biloba* influisce sul fegato fetale.

Koch et al., 2013 hanno valutato diverse preparazioni di estratti di foglie *di Ginkgo biloba* per i loro componenti nocivi. È uno dei fitofarmaci più popolari e utilizzati a livello globale. La maggior parte degli studi clinici e preclinici ha utilizzato un estratto specifico *di Ginkgo biloba*. Queste preparazioni standardizzate contenevano principi attivi raffinati e una quantità minima di sostanze potenzialmente dannose. Un gran numero di nutraceutici contenenti *Ginkgo biloba* disponibili in commercio contiene estratti di scarsa qualità. L'EGb 761(®) è stato ampiamente analizzato per i suoi effetti tossici. Gli estratti di *Ginkgo biloba* di scarsa qualità hanno mostrato un'influenza drasticamente negativa sulla riproduzione dei topi, recentemente riportata in diverse pubblicazioni. Questo studio ha analizzato gli effetti dell'EGb 761(®) a 100, 350 e 1225 mg/kg/die sullo sviluppo di feti ed embrioni nei topi durante l'organogenesi. I feti sono stati ispezionati sia esternamente che internamente e sono stati esaminati per verificare eventuali deformazioni dello scheletro e dei tessuti molli. Non sono state riscontrate particolari embriotossicità, malformazioni o ritardi. Anche le condizioni generali delle madri non sono state influenzate. Pertanto, il *Ginkgo biloba* non ha avuto alcun effetto negativo sulle madri e sullo sviluppo embrofetale alla dose di 1225 mg/kg/die.

Petty et al 2001 hanno studiato la presenza di colchicina nel sangue placentare di madri che utilizzano *Ginkgo biloba*. Il sangue placentare umano contiene molte sostanze antinfiammatorie. In questo studio è stato scoperto un fattore unico che agisce sui neutrofili e sui loro attacchi. Attraverso varie tecniche chimiche, è stato dimostrato che questo fattore è un alcaloide, la colchicina. Sono stati analizzati i campioni di pazienti in gravidanza che utilizzavano diversi prodotti a base di erbe, tra cui il *Ginkgo biloba*, ed è stato riscontrato un aumento significativo dei livelli di colchicina (49-763 microg/L) nel sangue placentare. È già stato dimostrato che la colchicina è presente nei preparati a base *di Ginkgo biloba*. Poiché ha un potenziale nocivo, l'uso non necessario di questi integratori deve essere evitato dalle donne in età riproduttiva.

EFFETTI DEL *GINKGO BILOBA* SUGLI ORMONI RIPRODUTTIVI

Oh et al., 2004 hanno analizzato gli effetti estrogenici degli estratti di *Ginkgo biloba* (GBE). Gli estratti contengono il 24% di fitoestrogeni, sotto forma di kaempferolo, isorhamnetina e quercetina. I fitoestrogeni fanno parte dei modulatori selettivi del recettore degli estrogeni (SERM) e possono essere considerati un'alternativa alla terapia ormonale sostitutiva per alleviare i sintomi della postmenopausa. Questo studio ha analizzato gli effetti estrogenici dei principali componenti del *Ginkgo biloba*, tra cui quercetina, isohamentina e kaempferolo, che ne determinano l'uso come sostituto della TOS. È stato osservato, attraverso il test di legame compitivie, che *il Ginkgo biloba* e i suoi componenti principali possiedono un'azione bifasica su ER-a e ER-p. Questi hanno un'affinità maggiore per il legame con ER-P rispetto a ER-a. Secondo il saggio E-screen, queste sostanze chimiche hanno stimolato la divisione cellulare nelle cellule ER-positive ma non in quelle ER-negative. La divisione cellulare stimolata da queste sostanze chimiche è stata inibita dal tamoxifene. Inoltre, il GBE e i suoi componenti principali hanno indotto la trascrizione del recettore del progesterone. Ciò indica che il GBE e i suoi componenti principali hanno un debole potenziale estrogenico attraverso l'interazione con l'ER e possono essere utilizzati come sostituti della terapia sostitutiva con Harmone. Tuttavia, sono necessarie ulteriori valutazioni per verificare l'importanza fisiologica degli estratti di *Ginkgo biloba* negli animali e nell'uomo.

Oh et al., 2006 hanno studiato gli effetti antiestrogeni del *Ginkgo biloba*. I sintomi vasomotori della postmenopausa sono riscontrabili nelle donne in postmenopausa. La maggior parte dei sintomi vasomotori della postmenopausa può essere alleviata dall'uso di estrogeni esogeni. A causa dei numerosi effetti collaterali indesiderati della sostituzione ormonale, come il sanguinamento irregolare e l'aumento del rischio di cancro al seno, le donne hanno paura di utilizzarli. In passato sono già stati dimostrati gli effetti estrogenici *del Ginkgo biloba*, che ne sostengono l'uso come alternativa alla TOS. Ma non è stato fatto nulla per vedere se può prevenire il cancro al seno, un classico effetto collaterale della TOS. Questo studio ha confermato che *il Ginkgo biloba* possiede proprietà sia estrogeniche che antiestrogeniche, che dipendono dall'E2 e dall'estratto di *Ginkgo biloba*. Agisce attraverso vie dipendenti e indipendenti dai recettori estrogenici. Aumenta il metabolismo degli estrogeni e ne diminuisce la sintesi, riducendo così i livelli di E2 e la sua attività. Gli estratti di *Ginkgo biloba* potrebbero avere un effetto simile a quello dei modulatori selettivi dei recettori degli arilidrocarburi (SAhRM) che inducono un'attività antiestrogenica attraverso il legame con i recettori degli estrogeni. Ciò suggerisce che la GBE ha un duplice effetto sugli estrogeni e può essere utilizzata come alternativa alla TOS. Inoltre, può essere preso in considerazione per il cancro al seno grazie alla sua natura chemiopreventiva.

EFFETTI DEL *GINKGO BILOBA* SUL SISTEMA RIPRODUTTIVO MASCHILE:

Yeh *et al.*, 2012 hanno studiato che *il Ginkgo biloba* migliora l'erezione senza contatto nei ratti e il ruolo dell'ossido nitrico sintasi neuronale nel midollo spinale sacrale e nel nucleo paraventricolare. Si ritiene che l'ossido nitrico sia il messaggero che media l'erezione nel sistema nervoso centrale, compresa la regione paraventricolare del cervello, e che invii segnali alla parte sacrale del midollo spinale. Hanno trattato ratti maschi long Evans con 50 mg/kg di estratto di *Ginkgo biloba* per due settimane. L'erezione senza contatto è stata valutata per quattordici ore. Gli animali sono stati macellati e l'attività dell'ossido nitrico sintasi neuronale nella regione paraventricolare e nella regione sacrale del midollo spinale è stata misurata mediante immunoistochimica. Il gruppo trattato ha mostrato un aumento del numero di erezioni senza contatto e un aumento dell'immunoreattività dell'ossido nitrico sintasi neuronale nella regione paraventricolare. Il Western blotting ha rivelato un aumento dell'espressione dei recettori neuronali dell'ossido nitrico nella porzione sacrale del midollo spinale.

Yi-No Wu *et al.*, 2015 hanno studiato il ruolo dell'estratto di *Ginkgo biloba* nel migliorare la disfunzione erettile nei ratti dopo una lesione del nervo cavernoso. Il nervo cavernoso di quarantatré ratti è stato schiacciato bilateralmente. Questi ratti sono stati divisi in quattro gruppi e sono stati trattati con dosi basse, medie e alte di estratto di *Ginkgo biloba*, mentre uno è servito da controllo. L'operazione Sham è stata eseguita su otto di loro. Questi animali sono stati valutati per la loro funzione erettile mediante elettrostimolazione del nervo cavernoso. È stato osservato un significativo miglioramento della funzione erettile in modo dipendente dalla dose. Questo dimostra che *il Ginkgo biloba* migliora la longevità dei neuroni e conserva la sintesi di ossido nitrico nei corpi cavernosi dopo una lesione bilaterale del nervo. Ciò implica gli effetti benefici dell'estratto di *Ginkgo biloba* nel miglioramento del nervo cavernoso e nel ripristino della funzione erettile dopo la prostatectomia.

EFFETTI DEI SEMI *DI GINKGO BILOBA*:

Hatano *et al.*, 2011 hanno discusso le proprietà medicinali del *Ginkgo biloba,* la più antica gimnosperma. Dall'albero sono stati isolati numerosi metaboliti secondari. I terpeni trilattoni contenenti ginkgolidi e bilobalidi, estratti dalle foglie, sono utili nel trattamento della demenza, compresa la malattia di Alzheimer, ma i suoi semi contengono alcuni componenti tossici come la ginkgotossina e l'acido ginkgolico. Le sue noci sono state usate tradizionalmente per trattare l'asma, la tubercolosi, l'enuresi e per aumentare la minzione. I suoi semi possiedono una potente proprietà antifungina e una modesta proprietà antibatterica. Può ritardare la trascrittasi inversa dell'HIV-1 e inibire la proliferazione degli splenociti. Recentemente è stata isolata dalle noci una proteina antimicotica insieme ad altre proteine farmacologicamente attive che confermano l'importanza medicinale dei semi di Ginkgo. La Gb-ns LTP1 ha un'affinità di legame con gli acidi grassi *cA-*

insaturi e sopprime la pepsina proteasi. Questa combinazione inibisce le proteinasi prodotte dagli agenti patogeni e riduce l'infiammazione. I semi di ginkgo e il loro rivestimento esterno presentano anche attività tossiche dovute alla ginkgotossina e agli acidi ginkgolici. Il meccanismo della loro tossicità è stato rivelato in dettaglio.

Huang *et al. hanno* studiato le caratteristiche di una nuova proteina antiossidante G4b, purificata dall'albumina dei semi di Ginkgo. Si ritiene che l'abbondanza di zolfo e di aminoacidi aromatici presenti nella G4b sia responsabile del suo forte potenziale antiossidante. È un tipo di proteina nuova e omogenea con una massa di 29.247 Da. Presenta due catene peptidiche di uguale peso legate da un legame disolfuro. Una piccola catena di polisaccaridi è legata ad essa da un legame ossigeno glucosidico. La colorimetria chimica e la chemilumiscenza hanno dimostrato la sua forte capacità antiossidante contro la superossido dismutasi, lo ione idrossile e le lesioni al DNA.

Kubayashi *et al. hanno* studiato gli effetti tossici dell'MPN-5'-glucoside nei topi. L'MPN-5'-glucoside, un derivato della vitamina B_6 (4'-*O-metilpiridossina*, MPN), presente nei semi *di Ginkgo biloba* è responsabile di intossicazioni alimentari. Le frazioni di MPN-5'-glucoside sono state confrontate sia nei semi di fila che in quelli riscaldati e il loro contenuto nei semi riscaldati è risultato molto più elevato di quello di MPN nei semi di fila. La dose letale di MPN-5'-glucoside nei topi è di 0,8 mmol/kg di peso corporeo. Dopo la somministrazione di MPN-5'-glucoside, l'insorgenza delle convulsioni è ritardata rispetto alla somministrazione di MPN. In Asia, generalmente i semi vengono riscaldati prima dell'uso e sono quindi noti per le intossicazioni alimentari.

EFFETTI DELLE NOCI DI *GINKGO BILOBA*:
Mahadevan *et al.*, 2008, sono stati i primi a testare il ruolo delle noci di *Ginkgo biloba* e del loro estratto sul metabolismo del colesterolo. Diverse parti di questa pianta sono state utilizzate in passato per il trattamento di malattie neurodegenerative e cardiovascolari. Tuttavia, la ricerca scientifica moderna si concentra sull'estratto di foglie di Ginkgo. In questo esperimento sono state utilizzate quattro diverse preparazioni (noci di Ginkgo intere, il suo estratto di mentolo e le sue porzioni idrosolubili e lipidiche) per studiarne gli effetti sul colesterolo sierico sia in vivo che in vitro. L'estratto di noci di ginkgo modula i recettori delle lipoproteine a bassa densità e la secrezione di apolipoproteina B, influenzando così il colesterolo sierico. La porzione lipidica solubile della noce di ginkgo ha ridotto il colesterolo epatico, mentre la porzione acquosa ha aumentato i livelli di colesterolo sierico. Pertanto, la porzione lipido-solubile della noce di Ginkgo può essere utilizzata per prevenire le malattie cardiovascolari.

CAPITOLO # 3

MATERIALI E METODI

Questo studio sperimentale è stato condotto presso il Dipartimento di Anatomia della Facoltà di Scienze Veterinarie dell'Università di Agricoltura di Faisalabad. In collaborazione con il Dipartimento di Fisiologia e Farmacologia dell'Università di Agraria di Faisalabad.

3.1 Estratto vegetale

T l'estratto di Ginkgo *biloba* **120mg/5ml (24mg/ml)** è stato acquistato da Trimax Pharmaceuticals sotto forma di liquido. L'estratto di *Ginkgo biloba* era composto da glicosidi flavonici per il 24% e lattoni terpenici per il 6%.

3.2 ANIMALI

Un totale di trentacinque ratti albini, di cui ventotto femmine adulte del peso di 200-250 g e sette maschi adulti del peso di 200-250 g, sono stati acquistati dal Dipartimento di Zoologia e Pesca dell'Università di Agricoltura di Faisalabad.

Questi animali sono stati tenuti per 15 giorni nella casa degli animali del Dipartimento di Fisiologia e Farmacologia dell'Università dell'Agricoltura di Faisalabad per adattarsi alle condizioni ambientali ottimali di temperatura ambiente, umidità e ciclo luce/buio di 12 ore.

Agli animali saranno offerti cibo e acqua *ad libitum*.

3.2.1 L'accoppiamento

Dopo l'adattamento, una femmina di ratto albino e un maschio adulto sono stati tenuti insieme in una singola gabbia per una settimana ai fini dell'accoppiamento. Le femmine sono state osservate ogni mattina per verificare la presenza del tappo vaginale e la sua conferma è stata considerata come il giorno zero della gestazione. Dopo la conferma della gestazione, le femmine sono state separate dai maschi e sono state alloggiate in gabbie separate in una casa per animali con condizioni ambientali controllate e un'adeguata etichettatura.

3.2.2 Raggruppamento

Le femmine di ratto gravide sono state suddivise a caso in quattro gruppi, A, B, C e D. Il periodo gestazionale nei ratti è di 21 giorni e in questo studio sperimentale è stato suddiviso in tre trimestri di 7 giorni ciascuno. In questo studio, le dosi sono state calcolate in base alla più alta dose umana: 240 mg/die, per un uomo di 70 kg, ovvero 3,5 mg/kg/die. Le dosi utilizzate in questa sperimentazione sono state 3,5, 7 e 14 mg/kg/die, somministrate in 1 ml di acqua durante il secondo e il terzo trimestre di gravidanza (dall'ottavo giornoth al 20th).

Gruppo A

Il laboratorio conteneva 7 ratte albine gravide e **3,5 mg/kg/die** di EGb sono stati somministrati per via orale nel secondo e terzo trimestre (giorno 8 - giorno 21).

Gruppo B

Il laboratorio conteneva 7 ratte albine gravide e **7 mg/kg/die** di EGb sono stati somministrati per via orale nel secondo e terzo trimestre (dall'ottavo al ventunesimo giorno).

Gruppo C

Il laboratorio conteneva 7 ratte albine gravide e **14 mg/kg/die** di EGb sono stati somministrati per via orale nel secondo e terzo trimestre (giorno 8 - giorno 21).

Gruppo D

Il gruppo di controllo era composto da 7 ratti albini gravidi. A questo gruppo non è stato somministrato alcun farmaco.

3.3 TRATTAMENTO:

3.3.1 Calcolo e somministrazione della dose di *Ginkgo Biloba*

Le dosi di EGb utilizzate in questo studio sono state basate sulla dose umana più alta: 240 mg/die, ovvero 3,5 mg/kg/die per un uomo di 70 kg. Le concentrazioni utilizzate in questo esperimento sono state 3,5, 7,14 mg/kg/die, pari a una, due e quattro volte la dose massima. Il farmaco è stato somministrato rispettivamente ai gruppi A, B e C, mentre il gruppo D è servito da controllo e non ha ricevuto alcun farmaco. La dose di ciascun ratto è stata calcolata in base al peso corporeo in tutti i gruppi (Appendice II e III). La dose singola calcolata del farmaco è stata somministrata a tutte le ratte gravide per via orale al mattino.

Per il calcolo

Ad esempio, il peso è di 210 g = 210/1000 = 0,21 kg.

Nel gruppo A: abbiamo utilizzato la dose di 3,5 mg/kg

Giornaliero 3,5 mg/kg/giorno=3,5 *0,21=0,735mg/giorno

L'estratto di *Ginkgo biloba* contiene 120 mg/5ml= (24mg/ml)

Se 24 mg di farmaco sono presenti in 1 ml

1mg di farmaco è presente in 1÷24ml=0,0416 ml

0,735 mg di farmaco presente in 0,0416* 0,735=0,030576 ml

Nel gruppo B: abbiamo utilizzato una dose di 7mg/kg

Daily 7mg/kg/day=7*0.21=1.47mg/day

L'estratto di *Ginkgo biloba* contiene 120mg/5ml= (24mg/ml)

Se 24 mg di farmaco sono presenti in 1 ml

1mg di farmaco è presente in 1÷24ml=0,0416 ml

1,47 mg di farmaco presente in 0,0416* 1,47= 0,0612

Nel gruppo C: Abbiamo usato una dose di 14mg/kg

Giornaliero 14 mg/kg/giorno = 14x0,21 = 2,9mg/giorno

L'estratto di *Ginkgo biloba* contiene 120mg/5ml = (24mg/ml)

Se 24 mg di farmaco sono presenti in 1 ml

1mg di farmaco presente in 1÷24ml = 0,0416ml

2,9mg di farmaco presenti in 0,0416*2,9= 0,12ml

3.4 RACCOLTA DEI CAMPIONI

Dopo la conferma della gravidanza mediante tappo vaginale, il peso corporeo di tutte le femmine è stato registrato ogni 7 giorni (Appendice-I). Sono stati osservati anche l'assunzione giornaliera di cibo e acqua, la presenza di alterazioni locomotorie, la diarrea e la morte materna. Dopo il parto, al primo giorno, i feti sono stati raccolti, pesati ed esaminati per verificare la presenza di eventuali deformità esterne. I feti sono stati uccisi con l'eutanasia. Durante la dissezione sono state notate eventuali malformazioni congenite interne. I reni neonatali sono stati isolati e lavati con soluzione fisiologica normale dopo aver misurato i parametri anatomici. I campioni di rene neonatale sono stati conservati in formaldeide a tampone neutro.

3.5 METODI MORFOLOGICI

Il peso corporeo di tutte le femmine è stato registrato ogni 7 giorni mediante bilancia elettrica. Anche il peso corporeo dei feti è stato misurato con una bilancia elettrica (g), mentre la lunghezza della circonferenza cranica e addominale (cm) dei feti è stata registrata con un nastro di misurazione. I reni neonatali sono stati pesati con bilancia elettrica (mg) e osservati attentamente per le loro caratteristiche grossolane (colore, forma e consistenza) e biometriche (lunghezza, larghezza, peso e spessore).

3.6 METODO ISTOLOGICO

L'istologia dei campioni raccolti è stata eseguita come segue

1) FISSAZIONE

I reni fetali sono stati lavati con soluzione salina normale. I reni sono stati conservati/fissati nella soluzione di Bouin (Bancroft e Gamble, 2008). La composizione della soluzione di Bouin per 1050 ml era la seguente

Soluzione acquosa satura di acido picrico	750 ml
40% Formaldeide	250ml
Acido acetico glaciale	50 ml

2) LAVAGGIO

Dopo la fissazione, i campioni di tessuto sono stati posti in un becker sotto acqua corrente per 6-8 ore. I campioni di tessuto sono stati tagliati in piccoli pezzi in cassette di tessuto etichettate con matite di piombo per la successiva elaborazione.

3) DEIDRATAZIONE

La disidratazione dei tessuti è stata ottenuta ponendoli in una concentrazione crescente di alcol etilico.

Per la disidratazione dei tessuti renali sono stati scelti i seguenti protocolli/schemi.

Gradi di alcool	Tempo Durata
70% di alcol	Durante la notte
80% di alcol	1 ora
95% Alcool-1	1 ora
95% Alcool-2	1 ora
100% Alcool-1	1,5 ore
100% Alcool-2	1,5 ore
Xilene + Alcool	1 ora

4) PULIZIA

Dopo la disidratazione, la schiaritura dei tessuti è stata effettuata ponendoli in due concentrazioni di xilene puro, ossia xilene 1 e xilene 2, per un'ora in ciascuna soluzione.

5) INCORPORAZIONE DI CERA

I tessuti sono stati tenuti per 2 ore (cambiando da un becker di cera all'altro dopo 1 ora) in cera di paraffina per l'inclusione a 580C.

6) PREPARAZIONE DEL BLOCCO

Dopo l'inclusione in paraffina, i blocchi sono stati realizzati utilizzando stampi in acciaio e blocchi di plastica. I blocchi sono stati conservati in freezer (4°C) fino al momento del sezionamento.

7) SEZIONAMENTO

I blocchi sono stati tagliati al microtomo. Lo spessore delle sezioni è stato mantenuto a 5 micron. Le sezioni fini sono state trasferite in un bagno di acqua calda a 45 C per la diffusione delle sezioni di tessuto con l'aiuto di pinze e lasciate galleggiare in esso.

8) MONTAGGIO

Le sezioni galleggianti sono state distese a bagnomaria e sollevate con cura su vetrini puliti, spalmati con un sottile film di albumina d'uovo di Mayer. I vetrini contenenti le sezioni di tessuto sono stati fissati in uno scuotitore per vetrini e posti in incubatore a 37 C per 2 ore.

9) COLORAZIONE CON EMATOSSILINA ED EOSINA

Dopo l'incubazione, i vetrini sono stati colorati con il metodo dell'ematossilina ed eosina.

a) Deparaffinizzazione:

Le sezioni di tessuto sono state trattate con soluzioni di xilene per rimuovere la paraffina. In xilene 1 per 5 minuti, seguito da xilene 2 per 5 minuti.

b) Le sezioni sono state passate in concentrazioni decrescenti di alcol etilico, rispettivamente 3 minuti in assoluto, 3 minuti in 95%, 3 minuti in 80% e 3 minuti in alcol etilico al 70%.

c) L'idratazione è stata effettuata mettendo i vetrini delle sezioni in acqua corrente per 1 minuto.

d) Le sezioni dei vetrini sono state quindi immerse nella soluzione di ematossilina per colorare i nuclei per 2 minuti.

e) Le sezioni sono state immerse per 4 volte in acqua distillata.

f) Le sezioni sono state sottoposte a 6 immersioni in alcol acido per rimuovere l'ematossilina dal citoplasma delle cellule.

g) I vetrini nel wreaker sono stati nuovamente sottoposti a 4 immersioni in acqua distillata.

h) Quindi sono state effettuate 2 immersioni in acqua ammoniacale per ripristinare il colore blu dei nuclei.

i) I vetrini nel wreaker sono stati sottoposti a 4 immersioni in acqua distillata.

j) Quindi le sezioni sono state immerse in Eosina allo scopo di colorare il citoplasma di rosso (controcolorazione) per 2-3 minuti.

k) L'acqua è stata rimossa dalle sezioni facendole passare attraverso concentrazioni di alcol etilico in ordine crescente, rispettivamente al 90% per 1 minuto, al 95% per 1 minuto e in assoluto per 1 minuto. Questi passaggi sono stati eseguiti a causa della miscelazione della soluzione colorante con l'acqua presente nei tessuti.

l) Le sezioni sui vetrini sono state immerse in Xilene (Clearing) facendo due immersioni in Xilene puro.

m) Le sezioni sono state montate in DPX (una miscela di disterene (polisterene), un plastificante (tricresilfosfato) e Xilene chiamata DPX) e coperte con vetrino coprioggetto.

I vetrini colorati sono stati poi esaminati con ingrandimenti 200X e 400X.

3.7 METODI ISTOMETRICI

Le fotomicrografie del tessuto renale sono state acquisite con il microscopio Nikon optiphot 2 a 200X. Queste foto sono state utilizzate per determinare lo spessore dello strato corticale, il diametro dei glomeruli, dei tubuli prossimali e distali e dei dotti collettori di tutti i reni con l'aiuto del sistema automatico di analisi delle immagini Image J versione 1.4v (Research Service Branch, National Institute of Mental Health, Bethesda, Maryland, USA). Il volume di 10 sezioni trasversali di glomeruli (Vst) è stato ottenuto con la formula $Vst=\pi.h(d^2/4)$, dove h rappresenta lo spessore della sezione (5µm) e d il diametro dei glomeruli (µm) (Moura et al., 2011).

3.8 SISTEMA DI ANALISI DELLE IMMAGINI J

Image J è un software di analisi delle immagini open source sviluppato dal National Institute of Mental Health di Bethesda, Maryland, USA. È il software di analisi delle immagini più veloce al mondo, con una velocità di elaborazione di circa 40 milioni di pixel al secondo. Può essere facilmente scaricato da http://rsb.info.nih.gov/ij/download.html.

La calibrazione del software è stata effettuata catturando l'immagine del micrometro di scena a 200X. L'immagine è stata aperta in Image J. La calibrazione è stata eseguita tracciando una linea retta tra due punti di distanza nota e inserendo questa distanza nell'opzione "set scale" del software (Analyze>set scale). La procedura dettagliata è riportata di seguito.

FINESTRA IMMAGINE J (VERSIONE 1.47n)

PROCEDURA

IMPOSTA SCALA

La finestra di dialogo è stata utilizzata per definire la scala spaziale dell'immagine attiva, in modo da poter presentare i risultati delle misure in unità calibrate come (mm) o (pm). Prima di usare questo comando, è stato usato lo strumento di selezione linea retta per tracciare una linea corrispondente a una distanza nota. Si è quindi aperta la finestra di dialogo Imposta scala; si è inserita la distanza nota e l'unità di misura, quindi si è fatto clic su 'Ok'. L'immagine J è stata riempita automaticamente nel campo della distanza in pixel in base alla lunghezza della linea selezionata.

CALIBRAZIONI

Dopo aver aperto il file dalla barra dei menu e aver aperto la fotomicrografia, si è tracciata una linea su un particolare strato, quindi si è passati all'opzione analizza nella barra dei menu principali e si è fatto clic su misura. Image J ha misurato automaticamente la lunghezza di un particolare strato.

3.9 ANALISI STATISTICA

Per confrontare le medie dei parametri è stata utilizzata l'analisi della varianza a senso unico (ANOVA). Il test della minima differenza significativa (LSD) è stato utilizzato per confrontare le medie dei gruppi a un livello di significatività del 5% e il test di Duncun a intervalli multipli è stato utilizzato per confrontare le medie dei gruppi a un livello di significatività del 5% (Erdo, 1999).

CAPITOLO # 4

RISULTATI

Un totale di 28 femmine adulte albine in gravidanza sono state suddivise in quattro gruppi A, B, C e D (n=7 ciascuno). *Il ginkgo biloba* è stato somministrato per via orale a 3,5, 7 e 14 mg/kg/die rispettivamente ai gruppi A, B e C, mentre il gruppo D è servito da controllo ed è stato somministrato 1 ml di acqua al posto del farmaco, dall'8th al 20th giorno di gestazione. Le madri sono state pesate il primo giorno di ogni trimestre e controllate per verificare l'aumento di peso e i segni di tossicità. L'analisi statistica è stata eseguita per verificare gli effetti del *Ginkgo biloba* sul peso alla nascita e sulla genesi renale nei ratti albini. I risultati sono descritti di seguito in dettaglio:

4.1 Effetti del *Ginkgo biloba* sull'aumento di peso materno in gravidanza, in ratti albini

4.1.1 Aumento di peso materno durante i tre trimestri di gravidanza dopo trattamento con *Ginkgo biloba* in ratti albini

Dopo la somministrazione di 3,5, 7 e 14 mg/kg/die di *Ginkgo biloba* ai gruppi A, B e C e (n=7), l'aumento di peso materno durante la gravidanza nei ratti albini è stato confrontato con quello del gruppo di controllo D, a cui è stata somministrata acqua al posto del farmaco (n=7).

Durante il primo trimestre, l'aumento di peso medio ±SE di 13,3±5,1 nel gruppo A, 12,3±3,8 nel gruppo B e 11,7±4,2 nel gruppo C non ha mostrato alcuna variazione significativa rispetto al gruppo D 12,8±4,6 durante il primo trimestre.

Un andamento simile è stato seguito anche durante i trimestri successivi, nei quali sono stati trattati i gruppi A, B e C. L'aumento di peso materno è risultato non significativamente diverso in tutti i gruppi trattati (26,6±4,9) rispetto al gruppo di controllo non trattato (25,4±5,4) alla fine del secondo trimestre, mentre (45,6±5,9) nel gruppo trattato e 43,4±8,5 nel gruppo di controllo alla fine del terzo trimestre.

I risultati sono presentati nella tabella 4.1.1.

Tabella 4.1.1: Tabella dell'analisi della varianza per il peso delle femmine gravide dei diversi gruppi trattati con *Ginkgo biloba* durante il 2nd e il 3rd trimestre rispetto alle femmine di controllo

Aumento medio di peso materno (gm)	Gruppi Gruppo A	Gruppo B	Gruppo C	Gruppo D
Giorno 1-7	13.3±5.1	12.3±3.8	11.7±4.2	12.8±4.6

Giorno 7-16	27.3 ±6.9	25.4±4.5	26.6±4.9	25.4±5.4
Giorno 16-21	38.2±5.4	44.6±5.7	45.6±5.9	43.4±8.5
Giorno 1-21	78.8±12.3	74.6±8.7	76.5±8.5	76.8±9.5

NS = Non significativo (P>0,05);

Tabella delle medie del peso delle femmine gravide dei diversi gruppi trattati con *Ginkgo biloba* durante il 2nd e il 3rd trimestre rispetto alle femmine di controllo.

Gruppo	Media ± SE
Gruppo A	78.8 ± 0.045 A
Gruppo B	74.2 ± 0.043 B
Gruppo C	75.3 ± 0.047 C
Gruppo D	75.5 ± 0.038 A

4.1.2 Calcolo delle dosi:

Le dosi per ogni femmina gravida dei tre gruppi trattati sono state calcolate in base al peso, secondo la formula già citata, e sono state somministrate per via orale una volta al giorno.

Tabella 4.1.2: Dose calcolata di *Ginkgo biloba* in base al peso di ciascun animale in 2nd semestri (dal giorno 8th al 14th) per i gruppi A, B e C, mentre a D è stato somministrato 1 ml di acqua al posto del farmaco.

Sr. No.	Animali	Peso degli animali (g) al giorno 8th	Dose calcolata (mg)	Dose calcolata (ml)
01	A-1	219	0.766	0.0319
02	A-2	216	0.756	0.0314
03	A-3	219	0.766	0.0319
04	A-4	215	0.753	0.0313
05	A-5	215	0.753	0.0313
06	A-6	218	0.763	0.0317
07	A-7	223	0.780	0.0324
08	B-1	218	1.526	0.0635
09	B-2	232	1.624	0.0676
10	B-3	218	1.526	0.0635
11	B-4	207	1.499	0.0602

12	B-5	219	1.533	0.0638
13	B-6	215	1.505	0.0626
14	B-7	216	1.512	0.0628
15	C-1	205	2.870	0.1194
16	C-2	238	3.332	0.1386
17	C-3	220	3.080	0.1263
18	C-4	237	3.318	0.1360
19	C-5	210	2.940	0.1223
20	C-6	212	2.968	0.1234
21	C-7	223	3.122	0.1298
22	D-1	218	1	1
23	D-2	214	1	1
24	D-3	221	1	1
25	D-4	220	1	1
26	D-5	234	1	1
27	D-6	220	1	1
28	D-7	218	1	1

* Gli animali sono stati pesati e la dose necessaria è stata calcolata di conseguenza.

Tabella 4.1.3: Dose calcolata di *Ginkgo biloba* in base al peso di ciascun animale in 3rd semestri (dal 15° giorno[th] al 21[oth]) per i gruppi A, B e C mentre a D è stato somministrato 1 ml di acqua al posto del farmaco.

Sr. No.	Animali	Peso degli animali (g) al 15° giorno	Dose calcolata (mg)	Dose calcolata (ml)
01	A-1	230	0.805	0.0334
02	A-2	225	0.787	0.0327
03	A-3	228	0.798	0.0331
04	A-4	225	0.787	0.0327
05	A-5	226	0.791	0.0324
06	A-6	228	0.798	0.0332
07	A-7	233	0.816	0.0339
08	B-1	225	1.575	0.0655
09	B-2	240	1.680	0.0699
10	B-3	230	1.610	0.0669
11	B-4	215	1.505	0.0626
12	B-5	230	1.610	0.0669

13	B-6	230	1.610	0.0669
14	B-7	223	1.561	0.0649
15	C-1	200	2.800	0.1164
16	C-2	240	3.360	0.1398
17	C-3	215	3.010	0.1252
18	C-4	240	3.360	0.1398
19	C-5	210	2.940	0.1223
20	C-6	220	3.080	0.1281
21	C-7	233	3.262	0.1356
22	D-1	230	1	1
23	D-2	228	1	1
24	D-3	231	1	1
25	D-4	230	1	1
26	D-5	240	1	1
27	D-6	230	1	1
28	D-7	230	1	1

4.2 Effetti del Ginkgo *biloba* sui parametri morfometrici dei neonati affetti in ratti albini

4.2.1 Peso alla nascita dei neonati affetti

Il peso dei neonati delle madri dei gruppi A, B e C (n=28) trattati con *Ginkgo biloba* (A@ 3,5. B@ 7 e C @ 14 mg/kg/die) durante il secondo e terzo trimestre è stato confrontato con quello dei neonati del gruppo di controllo, la cui madre ha ricevuto acqua invece del farmaco. Sono stati selezionati solo quattro cuccioli di ogni femmina gravida. Il peso vivo medio ±SE dei neonati di ratti albini del gruppo A (4,57±0,045) non differiva significativamente da quello del gruppo di controllo D (4,69±0,038), ma il gruppo B (4,39±0,043) e il gruppo C (4,2±0,047) mostravano una riduzione significativa in modo dose dipendente. I risultati sono presentati nella Figura 4.2.1 e nella Tabella 4.2.1.

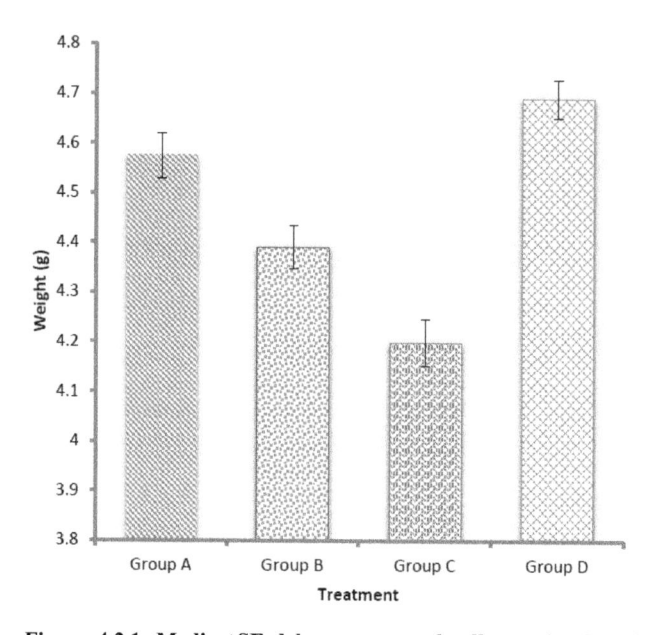

Figura 4.2.1: Media ±SE del peso neonatale alla nascita dopo il trattamento delle madri con l'estratto di *Ginkgo biloba* durante il 2nd e il 3rd trimestre di gravidanza rispetto al controllo.

Tabella 4.2.1: Tabella dell'analisi della varianza per il peso neonatale alla nascita dopo il trattamento delle madri con l'estratto di *Ginkgo biloba* durante il 2nd e il 3rd trimestre di gravidanza.

Fonte di variazione	Grado di libertà	Somma dei quadrati	Quadrati medi	Valore F
Gruppo	3	0.97415	0.32472	24.43**
Errore	24	0.31906	0.01329	
Totale	27	1.29321		

** = altamente significativo (P<0,01)

Tabella delle medie ±SE del peso neonatale alla nascita dopo il trattamento delle madri con l'estratto di *Ginkgo biloba* durante il 2nd e il 3rd trimestre di gravidanza.

Gruppo	Media ± SE
Gruppo A	4.57 ± 0.045 A
Gruppo B	4.39 ± 0.043 B
Gruppo C	4.20 ± 0.047 C
Gruppo D	4.69 ± 0.038 A

ABCD : I diversi alfabeti di una colonna differiscono in modo significativo ($p \leq 0,01$).

4.2.2 Lunghezza della groppa della corona

La lunghezza della groppa dei neonati delle madri dei gruppi A, B e C (n=28) trattate con *Ginkgo biloba* (A @ 3,5. B@ 7 e C @ 14 mg/kg/die) durante il secondo e terzo trimestre è stata confrontata con quella dei neonati del gruppo di controllo, la cui madre ha ricevuto acqua invece del farmaco. Sono stati selezionati solo quattro cuccioli di ogni femmina. La lunghezza media ±SE della groppa dei neonati di ratti albini del gruppo A (6,50±0,028) è leggermente diversa da quella dei neonati del gruppo di controllo (6,78±0,08), ma la lunghezza media della groppa dei neonati del gruppo B (6,48±0,057) e del gruppo C (6,07±0,034) ha mostrato una riduzione significativa in modo dipendente dalla dose. I risultati sono presentati nella Figura 4.2.2 e nella Tabella 4.2.2.

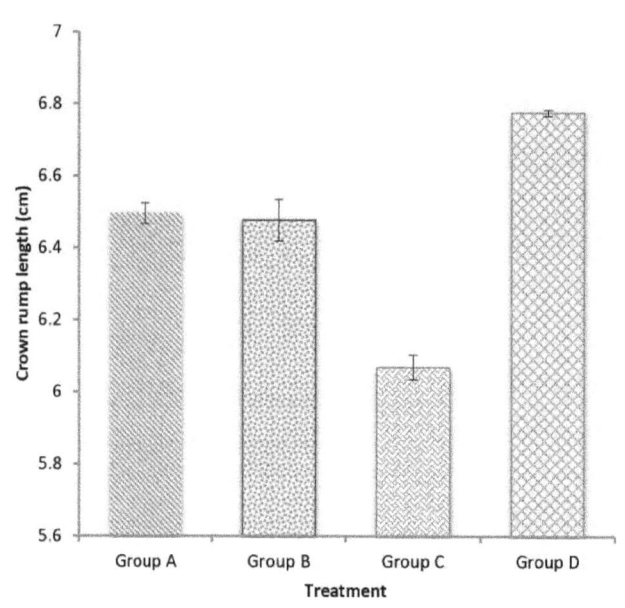

Figura 4.2.2: Media ±SE della lunghezza della groppa (cm) dei neonati di ratti albini dopo il trattamento delle madri con l'estratto di *Ginkgo biloba* durante il 2nd e il 3rd trimestre di gravidanza rispetto al controllo.

Tabella 4.2.2: Tabella dell'analisi della varianza per la lunghezza media ±SE della groppa (cm) dei neonati di ratti albini dopo il trattamento delle madri con l'estratto di *Ginkgo biloba* durante il 2nd e il 3rd trimestre di gravidanza rispetto al controllo.

Fonte di variazione	Grado di libertà	Somma dei quadrati	Quadrati medi	Valore F
Gruppo	3	1.77261	0.59087	63.68**
Errore	24	0.22269	0.00928	
Totale	27	1.99530		

** = altamente significativo (P<0,01)

Tabella delle medie ±SE per la lunghezza della groppa (cm) dei neonati di ratti albini dopo il trattamento delle madri con l'estratto di *Ginkgo biloba* durante il 2nd e il 3rd trimestre di gravidanza rispetto al controllo.

Gruppo	Media ± SE
Gruppo A	6.50 ± 0.028 B
Gruppo B	6.48 ± 0.057 B
Gruppo C	6.07 ± 0.034 C
Gruppo D	6.78 ± 0.008 A

ABCD : I diversi alfabeti di una colonna differiscono in modo significativo (p≤0,01).

4.2.3 Circonferenza cranica dei neonati

La circonferenza cranica dei neonati delle madri dei gruppi A, B e C (n=28) trattati con *Ginkgo biloba* (A@ 3,5. B@ 7 e C @ 14 mg/kg/die) durante il secondo e il terzo trimestre è stata confrontata con quella dei neonati del gruppo di controllo, la cui madre ha ricevuto acqua invece del farmaco. Sono stati selezionati solo quattro cuccioli di ogni femmina. La circonferenza cranica media ±SE dei neonati di ratti albini del gruppo A (3,23±0,011) non differiva da quella del gruppo di controllo (3,23±0,011), ma la circonferenza cranica media dei neonati del gruppo B (3,12±0,26) e del gruppo C (2,9±0,025) mostrava una riduzione significativa in modo dose dipendente. I risultati sono presentati nella Figura 4.2.3 e nella Tabella 4.2.3.

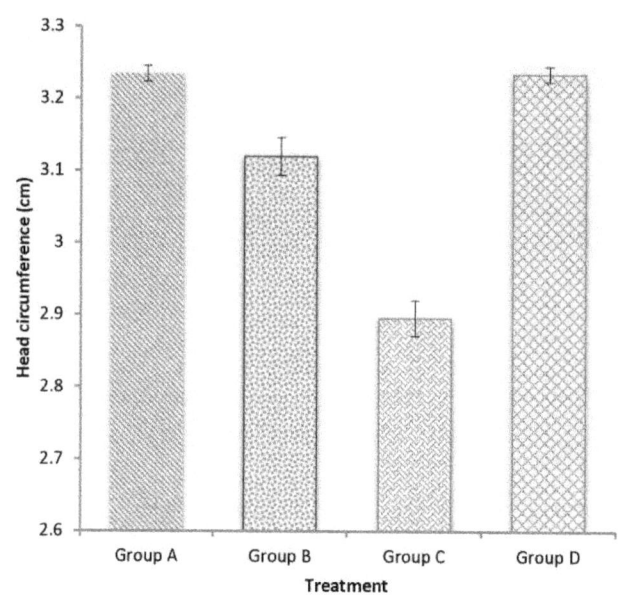

Figura 4.2.3: Media ±SE della circonferenza cranica (cm) dei neonati di ratti albini dopo il trattamento delle madri con l'estratto di *Ginkgo biloba* durante il 2nd e il 3rd trimestre di gravidanza rispetto al controllo.

Tabella 4.2.3: Tabella dell'analisi della varianza per la circonferenza cranica dei neonati di ratti albini dopo il trattamento delle madri con l'estratto di *Ginkgo biloba* durante il 2nd e il 3rd trimestre di gravidanza rispetto al controllo.

Fonte di variazione	Grado di libertà	Somma dei quadrati	Quadrati medi	Valore F
Gruppo	3	0.53495	0.17832	66.54**
Errore	24	0.06431	0.00268	
Totale	27	0.59927		

** = altamente significativo (P<0,01)

Tabella della media ±SE della circonferenza cranica (cm) dei neonati di ratti albini dopo il trattamento delle madri con l'estratto di *Ginkgo biloba* durante il 2nd e il 3rd trimestre di gravidanza rispetto al controllo

Gruppo	Media ± SE
Gruppo A	3.23 ± 0.011 A
Gruppo B	3.12 ± 0.026 B
Gruppo C	2.90 ± 0.025 C
Gruppo D	3.23 ± 0.011 A

ABCD : I diversi alfabeti di una colonna differiscono in modo significativo ($p \leq 0,01$).

4.2.4 Circonferenza addominale dei neonati:

La circonferenza addominale dei neonati delle madri dei gruppi A, B e C (n=28) trattati con *Ginkgo biloba* (A@ 3,5. B@ 7 e C @ 14 mg/kg/die) durante il secondo e terzo trimestre è stata confrontata con quella dei neonati del gruppo di controllo, la cui madre ha ricevuto acqua invece del farmaco. Sono stati selezionati solo quattro cuccioli di ogni femmina. La circonferenza addominale media ±SE dei neonati di ratti albini del gruppo A (3,12±0,026) non differiva significativamente da quella del gruppo di controllo (3,12±0,013), ma la circonferenza addominale media dei neonati del gruppo B (3,42±0,013) e del gruppo C (3,57±0,019) mostrava un aumento significativo in maniera dose dipendente. I risultati sono presentati nella Figura 4.2.4 e nella Tabella 4.2.4.

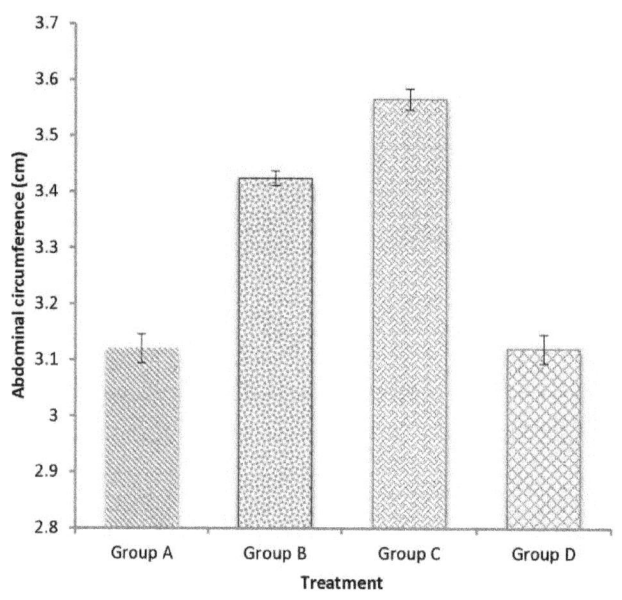

Figura 4.2.4: Media ±SE della circonferenza addominale (cm) dei neonati di ratti albini dopo il trattamento delle madri con l'estratto di *Ginkgo biloba* durante il 2nd e il 3rd trimestre di gravidanza rispetto al controllo.

Tabella 4.2.4: Tabella dell'analisi della varianza per la circonferenza addominale (cm) dei neonati di ratti albini dopo il trattamento delle madri con l'estratto di *Ginkgo biloba* durante il 2nd e il 3rd trimestre di gravidanza rispetto al controllo.

Fonte di variazione	Grado di libertà	Somma dei quadrati	Quadrati medi	Valore F
Gruppo	3	1.05438	0.35146	107.67**
Errore	24	0.07834	0.00326	
Totale	27	1.13273		

** = altamente significativo (P<0,01)

Tabella della media ±SE della circonferenza addominale (cm) dei neonati di ratti albini dopo il trattamento delle madri con l'estratto di *Ginkgo biloba* durante il 2nd e il 3rd trimestre di gravidanza rispetto al controllo.

Gruppo	Media ± SE
Gruppo A	3.12 ± 0.026 C
Gruppo B	3.42 ± 0.013 B
Gruppo C	3.57 ± 0.019 A
Gruppo D	3.12 ± 0.026 C

ABCD : I diversi alfabeti di una colonna differiscono in modo significativo (p≤0,01).

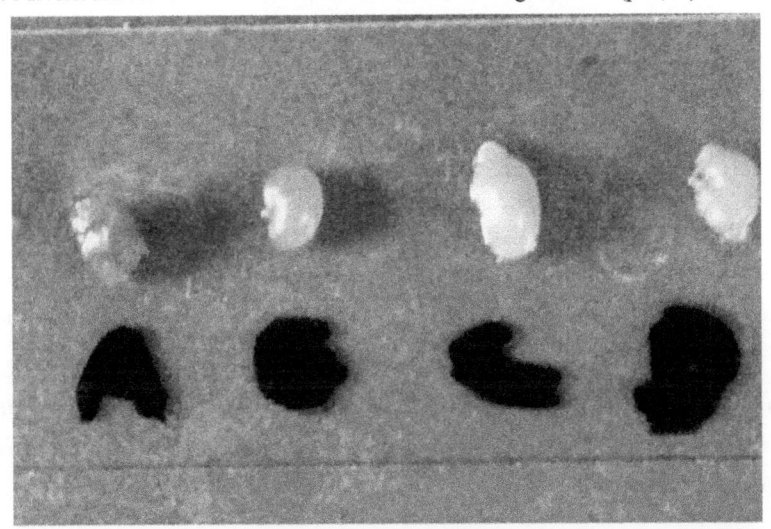

Piastra 1: Foto dell'aspetto grossolano dei reni neonatali dei diversi gruppi trattati con dosi diverse di *Ginkgo biloba*.

4.3 Effetti del *Ginkgo biloba* sui parametri morfometrici dei reni neonatali nei ratti albini

4.3.1 Peso dei reni neonatali:

Il peso dei reni neonatali delle madri dei gruppi A, B e C (n=56) trattate con *Ginkgo biloba* (A@ 3,5. B@ 7 e C @ 14 mg/kg/die) durante il secondo e terzo trimestre è stato confrontato con quello dei reni neonatali del gruppo di controllo D, la cui madre ha ricevuto acqua anziché il farmaco. Sono stati selezionati solo quattro cuccioli di ogni femmina. Il peso medio ±SE (mg) dei reni neonatali dei ratti albini del gruppo A (20,84± 0,018) non differiva significativamente da quello del gruppo di controllo (21,75±0,041), ma il peso medio dei reni neonatali del gruppo B (22,62±0,051) e del gruppo C (23,3±0,052) mostrava un aumento significativo in maniera dose dipendente. I risultati sono presentati nella Figura 4.3.1 e nella Tabella 4.3.1.

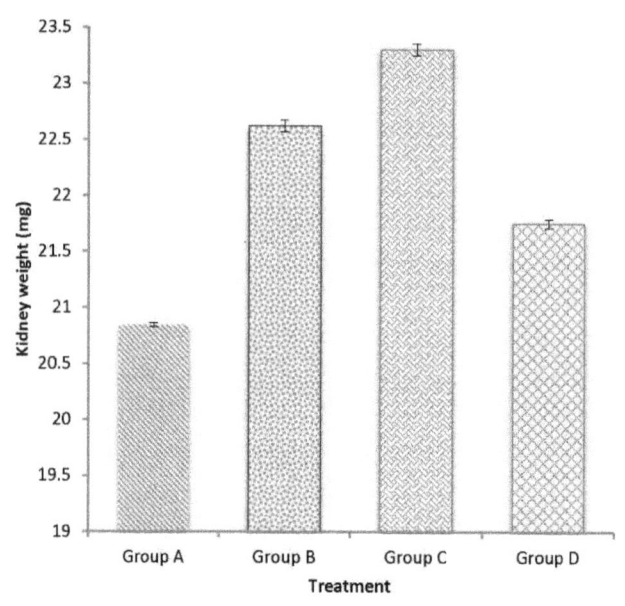

Figura 4.3.1: Media ±SE del peso (mg) del rene neonatale di ratti albini dopo il trattamento delle madri con l'estratto di *Ginkgo biloba* durante il 2nd e il 3rd trimestre di gravidanza rispetto al controllo.

Tabella 4.3.1: Tabella di analisi della varianza per il peso (mg) del rene neonatale di ratti albini dopo il trattamento delle madri con l'estratto di *Ginkgo biloba* durante il 2nd e il 3rd trimestre di gravidanza rispetto al controllo.

Fonte di variazione	Grado di libertà	Somma dei quadrati	Quadrati medi	Valore F
Gruppo	3	23.9200	7.9733	621.65**
Errore	24	0.3078	0.0128	
Totale	27	24.2279		

** = altamente significativo (P<0,01)

Tabella delle medie ±SE del peso del rene neonatale (mg) di ratti albini dopo il trattamento delle madri con l'estratto di *Ginkgo biloba* durante il 2nd e il 3rd trimestre di gravidanza rispetto al controllo.

Gruppo	Media ± SE
Gruppo A	20.84 ± 0.018 D
Gruppo B	22.62 ± 0.051 B
Gruppo C	23.30 ± 0.052 A
Gruppo D	21.75 ± 0.041 C

ABCD : I diversi alfabeti di una colonna differiscono in modo significativo ($p \leq 0,01$).

4.3.2 Lunghezza dei reni neonatali

La lunghezza dei reni neonatali delle madri dei gruppi A, B e C (n=56) trattate con dosi diverse di *Ginkgo biloba* (A@ 3,5. B@ 7 e C @ 14 mg/kg/die) durante il secondo e il terzo trimestre è stata confrontata con la lunghezza dei reni neonatali del gruppo di controllo, la cui madre ha ricevuto acqua invece del farmaco. Sono stati selezionati solo quattro cuccioli di ogni femmina. La lunghezza media ±SE dei reni neonatali dei ratti albini del gruppo A (3,68±0,060) e del gruppo B (4,98±0,051) ha mostrato una riduzione della lunghezza rispetto a quella del gruppo di controllo (5,27±0,100), ma il gruppo C (6±0,027) ha mostrato un aumento significativo. I risultati sono presentati nella Figura 4.3.2 e nella Tabella 4.3.2.

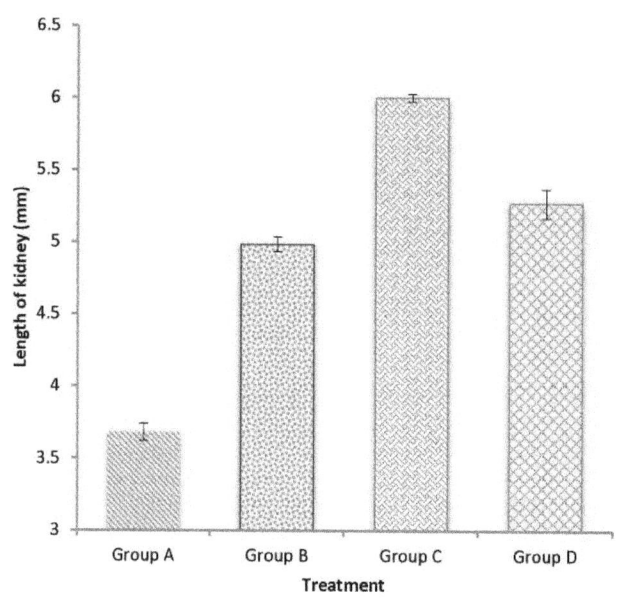

Figura 4.3.2: Media ±SE della lunghezza del rene neonatale (mm) di ratti albini dopo il trattamento delle madri con l'estratto di *Ginkgo biloba* durante il 2nd e il 3rd trimestre di gravidanza rispetto al controllo.

Tabella 4.3.2: Tabella dell'analisi della varianza per la lunghezza del rene neonatale (mm) di ratti albini dopo il trattamento delle madri con l'estratto di *Ginkgo biloba* durante il 2nd e il 3rd trimestre di gravidanza rispetto al controllo.

Fonte di variazione	Grado di libertà	Somma dei quadrati	Quadrati medi	Valore F
Gruppo	3	19.6955	6.5652	221.81**
Errore	24	0.7103	0.0296	
Totale	27	20.4059		

** = altamente significativo (P<0,01)

Tabella delle medie ±SE per la lunghezza del rene neonatale (mm) di ratti albini dopo il trattamento delle madri con l'estratto di *Ginkgo biloba* durante il 2nd e il 3rd trimestre di gravidanza rispetto al controllo.

Gruppo	Media ± SE
Gruppo A	3.68 ± 0.060 D
Gruppo B	4.98 ± 0.051 C
Gruppo C	6.00 ± 0.027 A
Gruppo D	5.27 ± 0.100 B

ABCD : I diversi alfabeti di una colonna differiscono in modo significativo ($p \leq 0,01$).

4.3.3 Larghezza dei reni neonatali

La larghezza dei reni neonatali delle madri dei gruppi A, B e C (n=56) trattate con dosi diverse di Ginkgo *biloba* (A@ 3,5. B@ 7 e C @ 14 mg/kg/die) durante il secondo e il terzo trimestre è stata confrontata con la larghezza dei reni neonatali del gruppo di controllo la cui madre ha ricevuto acqua anziché il farmaco. Sono stati selezionati solo quattro cuccioli di ogni femmina. La larghezza media ±SE dei neonati di ratti albini del gruppo A (2,95±0,037) non differisce da quella del gruppo di controllo (2,89±0,100), ma la larghezza media dei reni neonatali del gruppo B (3,68±0,060) e del gruppo C (3,70±0,060) ha mostrato un aumento significativo delle dimensioni in modo dipendente dalla dose. I risultati sono presentati nella Figura 4.3.3 e nella Tabella 4.3.3.

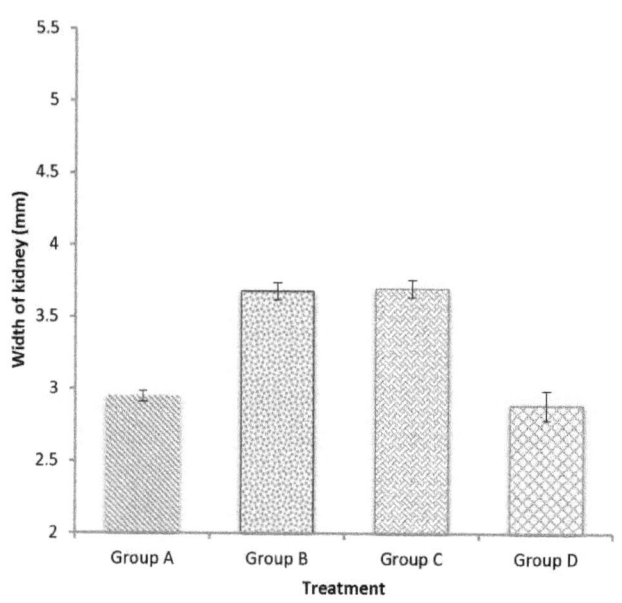

Figura 4.3.3: Media ±SE per la larghezza del rene neonatale (mm) di ratti albini dopo il trattamento delle madri con l'estratto di *Ginkgo biloba* durante il 2nd e il 3rd trimestre di gravidanza rispetto al controllo.

Tabella 4.3.3: Tabella dell'analisi della varianza per la larghezza del rene neonatale (mm) di ratti albini dopo il trattamento delle madri con l'estratto di *Ginkgo biloba* durante il 2nd e il 3rd trimestre di gravidanza rispetto al controllo.

Fonte di variazione	Grado di libertà	Somma dei quadrati	Quadrati medi	Valore F
Gruppo	3	20.0742	6.6914	206.75**
Errore	24	0.7768	0.0324	
Totale	27	20.8510		

** = altamente significativo (P<0,01)

Tabella delle medie ±SE per la larghezza del rene neonatale (mm) di ratti albini dopo il trattamento delle madri con l'estratto di *Ginkgo biloba* durante il 2nd e il 3rd trimestre di gravidanza rispetto al controllo.

Gruppo	Media ± SE
Gruppo A	2.95 ± 0.037 C
Gruppo B	3.68 ± 0.060 B
Gruppo C	3.70 ± 0.060 B
Gruppo D	2.89 ± 0.100 A

ABCD : I diversi alfabeti di una colonna differiscono in modo significativo (p≤0,01).

4.4 Parametri istomorfici dei reni neonatali

4.4.1 Spessore corticale dei reni neonatali (mm) di ratti albini:

L'ampiezza della corteccia renale dei reni neonatali delle madri dei gruppi A, B e C, trattate con diverse dosi di *Ginkgo biloba* durante il secondo e il terzo trimestre, è stata confrontata con l'ampiezza della corteccia dei reni neonatali del gruppo di controllo, la cui madre ha ricevuto acqua anziché il farmaco. Sono stati selezionati solo quattro cuccioli di ogni femmina. La larghezza media ±SE della corteccia dei reni dei neonati di ratti albini del gruppo A (0,88±0,017 mm) non differisce dalla larghezza media dello spessore della corteccia renale neonatale del gruppo di controllo (0,80±0,014 mm), ma la larghezza media della corteccia renale neonatale del gruppo B (1,21±0,010 mm) e del gruppo C (1,06±0,011) ha mostrato un aumento significativo delle dimensioni in modo dose dipendente. I risultati sono presentati nella Figura 4.4.1 e nella Tabella 4.4.1.

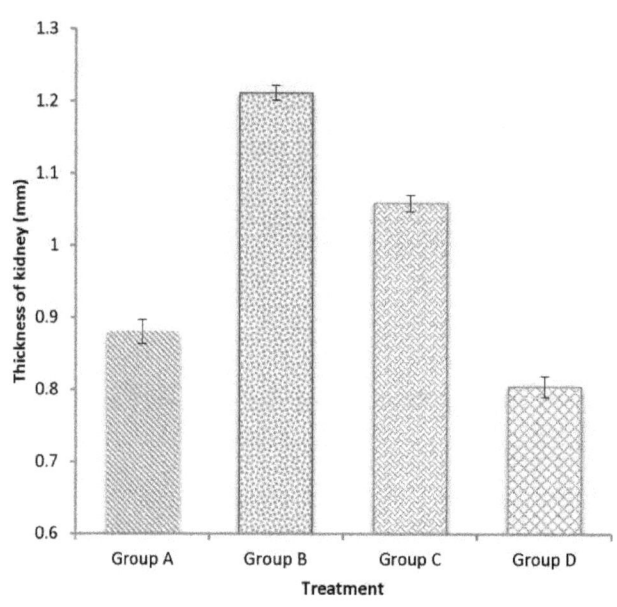

Figura 4.4.1: Media ±SE dello spessore corticale del rene neonatale (mm) di ratti albini dopo il trattamento delle madri con l'estratto di *Ginkgo biloba* durante il 2nd e il 3rd trimestre di gravidanza rispetto al controllo.

Tabella 4.4.1: Tabella dell'analisi della varianza per lo spessore corticale del rene neonatale (mm) di ratti albini dopo il trattamento delle madri con l'estratto di *Ginkgo biloba* durante il 2nd e il 3rd trimestre di gravidanza rispetto al controllo.

Fonte di variazione	Grado di libertà	Somma dei quadrati	Quadrati medi	Valore F
Gruppo	3	0.70220	0.23407	186.37**
Errore	24	0.03014	0.00126	
Totale	27	0.73234		

** = altamente significativo (P<0,01)

Tabella delle medie ±SE dello spessore corticale del rene neonatale (mm) di ratti albini dopo il trattamento delle madri con l'estratto di *Ginkgo biloba* durante il 2nd e il 3rd trimestre di gravidanza rispetto al controllo.

Gruppo	Media ± SE
Gruppo A	0.88 ± 0.017 C
Gruppo B	1.21 ± 0.010 A
Gruppo C	1.06 ± 0.011 B
Gruppo D	0.80 ± 0.014 D

ABCD : I diversi alfabeti di una colonna differiscono in modo significativo ($p \leq 0,01$).

4.4.2 Spessore midollare dei reni neonatali (mm) dei ratti Albino

La larghezza della medulla renale dei reni neonatali delle madri dei gruppi A, B e C, trattate con diverse dosi di *Ginkgo biloba* durante il secondo e il terzo trimestre, è stata confrontata con la larghezza della medulla dei reni neonatali del gruppo di controllo, la cui madre ha ricevuto acqua al posto del farmaco. La larghezza media (±SEM) della medulla dei reni dei neonati di ratti albini del gruppo A (1,80±0,007) non differisce dalla larghezza media dello spessore della medulla renale neonatale del gruppo di controllo (1,89±0,012 mm), ma la larghezza media della medulla renale neonatale del gruppo B (2,50±0,011 mm) e del gruppo C (2,81±0,013) ha mostrato un aumento significativo delle dimensioni in modo dose dipendente. I risultati sono presentati nella Figura 4.4.2 e nella Tabella 4.4.2.

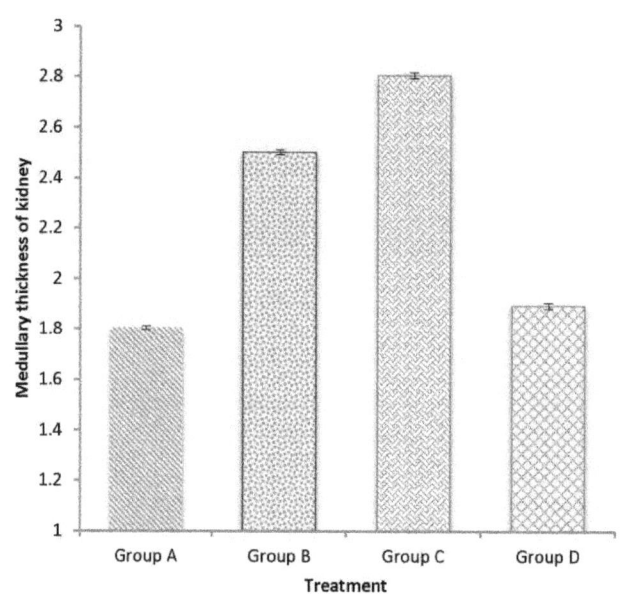

[Bar chart: Medullary thickness of kidney by Group A (~1.8), Group B (~2.5), Group C (~2.8), Group D (~1.88)]

Figura 4.4.2: Media ±SE dello spessore midollare del rene neonatale (mm) di madri albine trattate con l'estratto di *Ginkgo biloba* durante il 2nd e il 3rd trimestre di gravidanza rispetto al controllo.

Tabella 4.4.2: Tabella dell'analisi della varianza per lo spessore midollare del rene neonatale (mm) di madri albine trattate con l'estratto di *Ginkgo biloba* durante il 2nd e il 3rd trimestre di gravidanza rispetto al controllo.

Fonte di variazione	Grado di libertà	Somma dei quadrati	Quadrati medi	Valore F
Gruppo	3	4.8805	1.6268	2012.59**
Errore	24	0.0194	0.0008	
Totale	27	4.8999		

** = altamente significativo (P<0,01)

Tabella delle medie ±SE dello spessore midollare del rene neonatale (mm) di ratti albini dopo il trattamento delle madri con l'estratto di *Ginkgo biloba* durante il 2nd e il 3rd trimestre di gravidanza rispetto al controllo.

Gruppo	Media ± SE
Gruppo A	1.80 ± 0.007 D
Gruppo B	2.50 ± 0.011 B
Gruppo C	2.81 ± 0.013 A
Gruppo D	1.89 ± 0.012 C

ABCD : I diversi alfabeti di una colonna differiscono in modo significativo (p≤0,01).

4.4.3 Diametro dei glomeruli di reni neonatali di ratti albini

L'ampiezza dei glomeruli renali dei reni neonatali delle madri dei gruppi A, B e C, trattate con diverse dosi di *Ginkgo biloba* durante il secondo e terzo trimestre, è stata confrontata con quella del gruppo di controllo, la cui madre ha ricevuto acqua al posto del farmaco. La larghezza media ±SE dei glomeruli dei reni dei neonati di ratti albini del gruppo A (119,5µm) non differisce da quella del gruppo di controllo (120µm), ma il diametro medio dei glomeruli renali neonatali del gruppo B (120µm) e del gruppo C (121µm) ha mostrato un aumento delle dimensioni in maniera dose dipendente. I risultati sono presentati nella Figura 4.4.3 e nella Tabella 4.4.3.

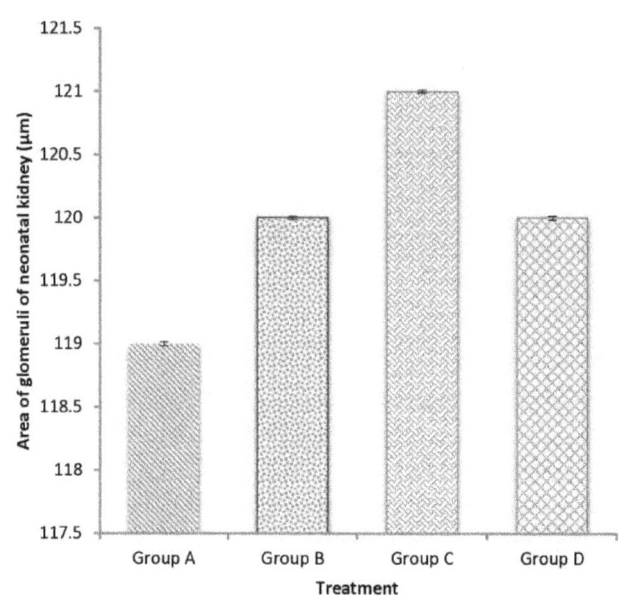

[Grafico a barre: Area of glomeruli of neonatal kidney (μm) — Group A ≈119, Group B ≈120, Group C ≈121, Group D ≈120]

Figura 4.4.3: Media ±SE per l'area dei glomeruli (gm) del rene neonatale di ratti albini dopo il trattamento delle madri con l'estratto di *Ginkgo biloba* durante il 2nd e il 3rd trimestre di gravidanza rispetto al controllo.

Tabella 4.4.3: Tabella dell'analisi della varianza per l'area dei glomeruli (μm) del rene neonatale di ratti albini dopo il trattamento delle madri con l'estratto di *Ginkgo biloba* durante il 2nd e il 3rd trimestre di gravidanza rispetto al controllo.

Fonte di variazione	Grado di libertà	Somma dei quadrati	Quadrati medi	Valore F
Gruppo	3	0.92220	0.25408	186.37
Errore	24	0.05014	0.04123	
Totale	27	0.93234		

** = altamente significativo (P<0,01)

Tabella delle medie ±SE per l'area dei glomeruli (μm) dei reni neonatali di ratti albini dopo il trattamento delle madri con l'estratto di *Ginkgo biloba* durante il 2nd e il 3rd trimestre di gravidanza rispetto al controllo.

Gruppo	Media ± SE
Gruppo A	119± 0.017 B
Gruppo B	120 ± 0.010 A
Gruppo C	121 ± 0.011 B
Gruppo D	120 ± 0.014 C

ABCD : I diversi alfabeti di una colonna differiscono in modo significativo (p≤0,01).

4.4.4 Area della capsula di Bowman dei reni neonatali

Il diametro della capsula di Bowman nei reni neonatali delle madri dei gruppi A, B e C trattate con diverse dosi di *Ginkgo biloba* durante il secondo e il terzo trimestre è stato confrontato con il diametro della capsula di Bowman dei reni neonatali del gruppo di controllo la cui madre ha ricevuto acqua al posto del farmaco. La media ±SE del diametro della capsula di Bowman dei reni neonatali dei ratti albini del gruppo A (10,8±0,004μm) non differisce da quella del gruppo di controllo (10,89±0,062μm), ma il gruppo B (12,5±0,043μm) e il gruppo C (14,81±0,021μm) hanno mostrato un leggero aumento delle dimensioni in modo dipendente dalla dose. I risultati sono presentati nella Figura 4.4.4 e nella Tabella 4.4.4.

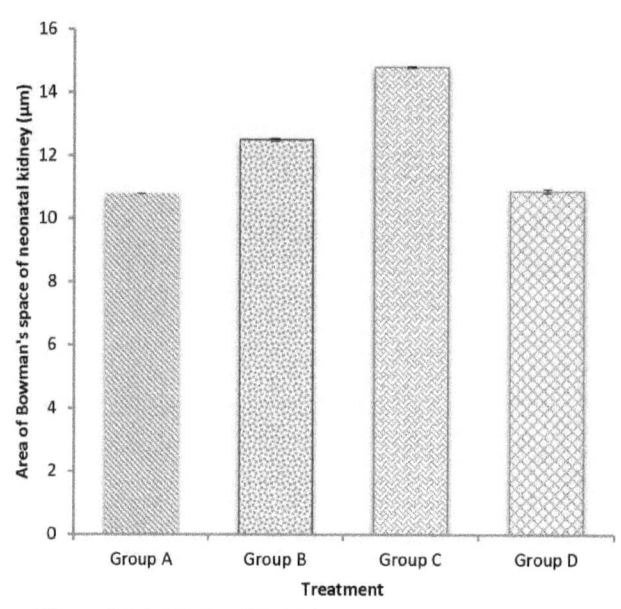

[Grafico a barre: Area of Bowman's space of neonatal kidney (µm) vs Treatment — Group A ≈ 10.7, Group B ≈ 12.5, Group C ≈ 14.7, Group D ≈ 10.8]

Figura 4.4.4: Media ±SE dell'area dello spazio di Bowman (gm) del rene neonatale di ratti albini dopo il trattamento delle madri con l'estratto di *Ginkgo biloba* durante il 2nd e il 3rd trimestre di gravidanza rispetto al controllo.

Tabella 4.4.4: Tabella dell'analisi della varianza per l'area dello spazio di Bowman (µm) del rene neonatale di ratti albini dopo il trattamento delle madri con l'estratto di *Ginkgo biloba* durante il 2nd e il 3rd trimestre di gravidanza rispetto al controllo.

Fonte di variazione	Grado di libertà	Somma dei quadrati	Quadrati medi	Valore F
Gruppo	3	3.3506	1.1168	202.59
Errore	24	0.1274	0.0062	
Totale	27	3.4780		

** = altamente significativo (P<0,01)

Tabella delle medie ±SE per l'area dello spazio di Bowman (μm) del rene neonatale di ratti albini dopo il trattamento delle madri con l'estratto di *Ginkgo biloba* durante il 2nd e il 3rd trimestre di gravidanza rispetto al controllo.

Gruppo	Media ± SE
Gruppo A	10.80 ± 0.004 D
Gruppo B	12.50 ± 0.043 B
Gruppo C	14.81 ± 0.021 A
Gruppo D	10.89 ± 0.062 C

4.4.5 Diametro dei tubuli prossimali di reni neonatali di ratti Albino

Il diametro dei tubuli prossimali dei reni neonatali delle madri dei gruppi A, B e C, trattate con diverse dosi di *Ginkgo biloba* durante il secondo e il terzo trimestre, è stato confrontato con il diametro dei tubuli prossimali dei reni neonatali del gruppo di controllo, la cui madre ha ricevuto acqua invece del farmaco. La media ±SE dei reni del diametro dei tubuli prossimali neonatali dei ratti albini del gruppo A (59,93±0,105μm) differisce leggermente da quella del gruppo di controllo (62,22±0,288μm), ma il diametro medio neonatale dei tubuli prossimali del gruppo B (59,71±0,184μm) e del gruppo C (55,18±0,102μm) ha mostrato una significativa diminuzione delle dimensioni in modo dipendente dalla dose. I risultati sono presentati nella Figura 4.4.5 e nella Tabella 4.4.5.

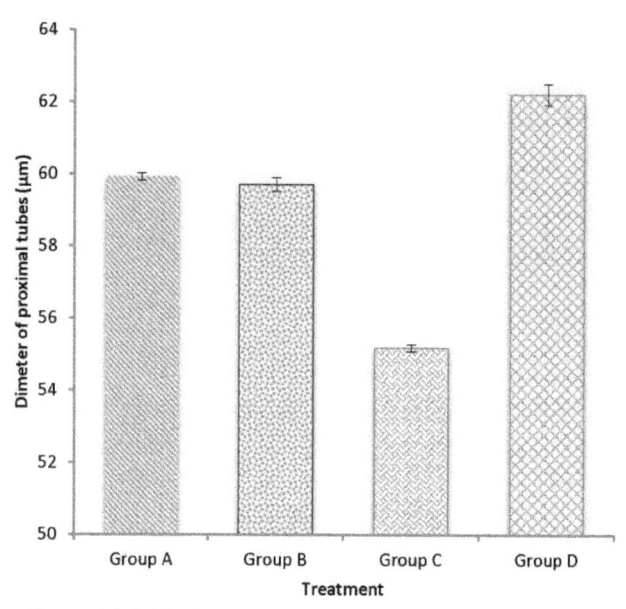

Figura 4.4.5: Media ±SE del diametro dei tubuli convulsi prossimali (pm) del rene neonatale di ratti albini dopo il trattamento delle madri con l'estratto di *Ginkgo biloba* durante il 2nd e il 3rd trimestre di gravidanza rispetto al controllo.

Tabella 4.4.5: Tabella di analisi della varianza per il diametro dei tubuli prossimali (μm) del rene neonatale di ratti albini dopo il trattamento delle madri con l'estratto di *Ginkgo biloba* durante il 2nd e il 3rd trimestre di gravidanza rispetto al controllo

Fonte di variazione	Gradi di libertà	Somma dei quadrati	Quadrati medi	Valore F
Gruppo	3	182.311	60.770	251.36
Errore	24	5.802	0.242	
Totale	27	188.114		

** = altamente significativo (P<0,01)

Tabella delle medie ±SE per il diametro dei tubuli prossimali (μm) del rene neonatale di ratti albini dopo il trattamento delle madri con l'estratto di *Ginkgo biloba* durante il 2nd e il 3rd trimestre di gravidanza rispetto al controllo.

Gruppo	Media ± SE
Gruppo A	59.93 ± 0.105 B
Gruppo B	59.71 ± 0.184 B
Gruppo C	55.18 ± 0.102 C
Gruppo D	62.22 ± 0.288 A

ABCD : I diversi alfabeti di una colonna differiscono in modo significativo ($p \leq 0,01$).

4.4.6 Diametro dei tubuli convoluti distali del rene neonatale di ratto albino

Il diametro dei tubuli distali dei reni neonatali delle madri dei gruppi A, B e C, trattate con diverse dosi di *Ginkgo biloba* (A@ 3,5. B@ 7 e C @ 14 mg/kg/die) durante il secondo e il terzo trimestre, è stato confrontato con il diametro dei tubuli distali dei reni neonatali del gruppo di controllo la cui madre ha ricevuto acqua anziché il farmaco. La media ±SE dei reni del diametro dei tubuli distali neonatali dei ratti albini del gruppo A (30,11±0,074μm) non differisce da quella del gruppo di controllo (30,27±0,114μm), ma il diametro medio neonatale dei tubuli distali del gruppo B (30,09±0,071μm) e del gruppo C (27,47±0,183 μm) ha mostrato una significativa diminuzione delle dimensioni in modo dose dipendente. I risultati sono presentati nella Figura 4.4.6 e nella Tabella 4.4.6.

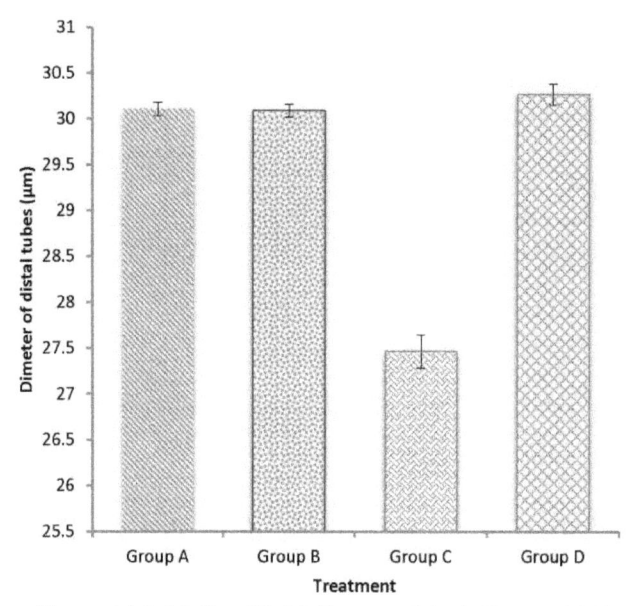

Figura 4.4.6: Media ±SE del diametro dei tubuli convulsi distali (μm) del rene neonatale di ratti albini dopo il trattamento delle madri con l'estratto di *Ginkgo biloba* durante il 2nd e il 3rd trimestre di gravidanza rispetto al controllo.

Tabella 4.4.6: Tabella dell'analisi della varianza per il diametro dei tubuli convulsi distali (μm) del rene neonatale di ratti albini dopo il trattamento delle madri con l'estratto di *Ginkgo biloba* durante il 2nd e il 3rd trimestre di gravidanza rispetto al controllo.

Fonte di variazione	Grado di libertà	Somma dei quadrati	Quadrati medi	Valore F
Gruppo	3	38.128	12.709	127.45**
Errore	24	2.393	0.100	
Totale	27	40.521		

** = altamente significativo (P<0,01)

Tabella delle medie ±SE per il diametro dei tubuli convulsi distali (µm) del rene neonatale di ratti albini dopo il trattamento delle madri con l'estratto di *Ginkgo biloba* durante il 2nd e il 3rd trimestre di gravidanza rispetto al controllo.

Gruppo	Media ± SE
Gruppo A	30.11 ± 0.074 A
Gruppo B	30.09 ± 0.071 A
Gruppo C	27.47 ± 0.183 B
Gruppo D	30.27 ± 0.114 A

ABCD : I diversi alfabeti di una colonna differiscono in modo significativo (p<0,01).
STOLOGIA:

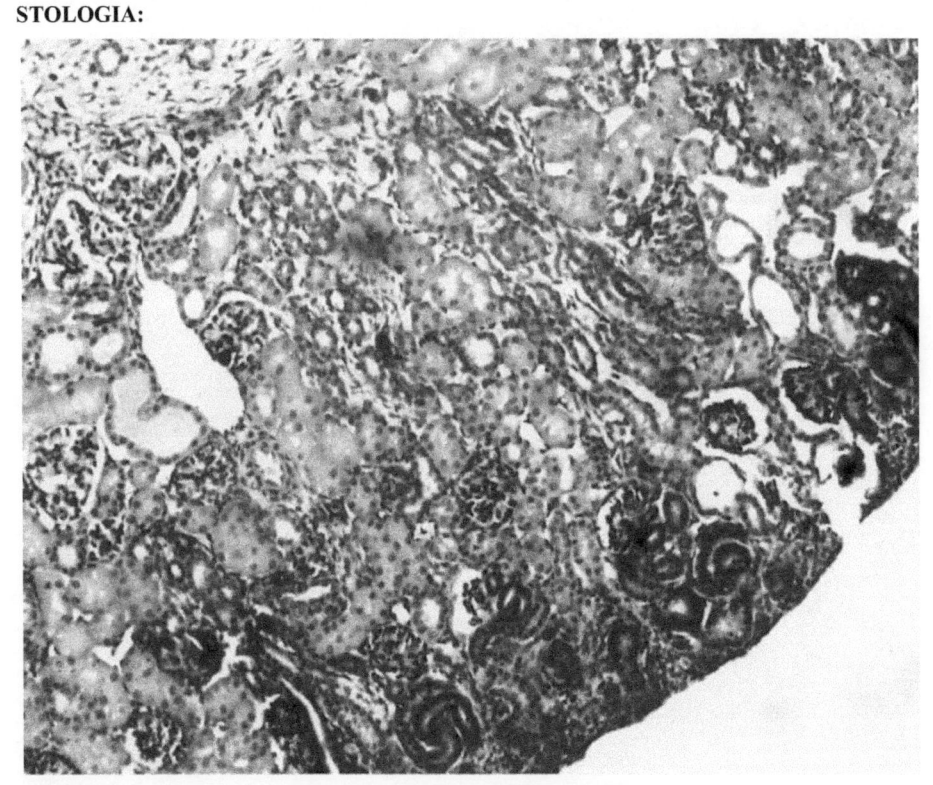

Piastra 2: Fotomicrografia del rene neonatale del gruppo di controllo D, che mostra corteccia, midollo, capsula di Bowman, glomeruli, tubuli contorti prossimali e distali e tessuti interstiziali. Ematossilina ed eosina (H&E) 200X.

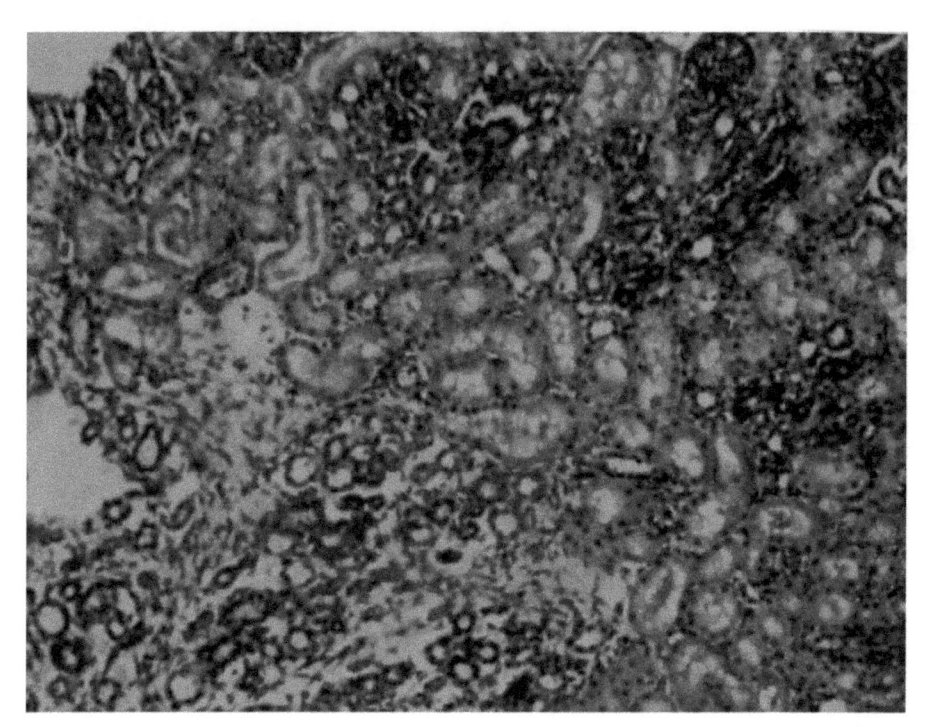

Piastra 3: L'immagine istologica del rene neonatale del gruppo D, la cui madre è stata utilizzata come gruppo di controllo, mostra uno spazio interstiziale normale senza infiammazione ed emorragia. I glomeruli appaiono normali e ben definiti. L'epitelio tubulare è ben definito con un'altezza cellulare normale sia nei tubuli covulati prossimali che in quelli distali. L'epitelio tubulare è intatto con epitelio normale.

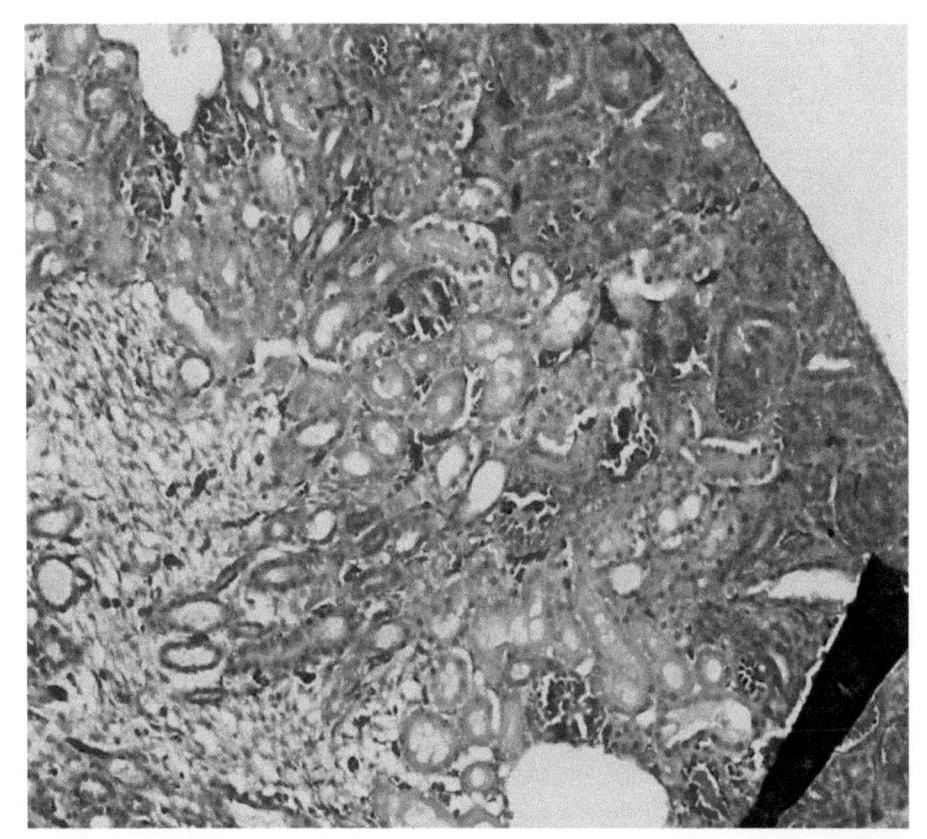

Piastra 4: Fotomicrografia del rene neonatale del gruppo A che mostra corteccia, midollo, capsula di Bowman, glomeruli, tubuli contorti prossimali e distali e tessuti interstiziali. Ematossilina ed eosina (H&E) 200X.

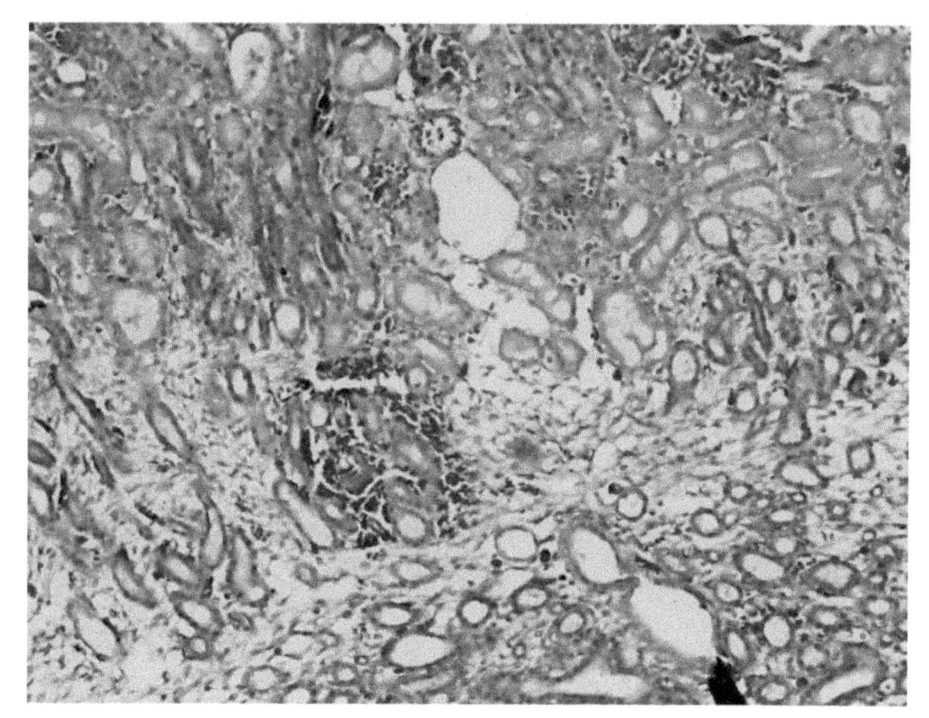

Piastra 5: Il quadro istologico del rene neonatale del gruppo A, le cui madri sono state esposte *a Ginkgo biloba* @ 3,5 mg/kg/die, mostra un edema interstiziale da lieve a moderato con pochi focolai di infiammazione. Si possono apprezzare anche pochi focolai emorragici. I glomeruli sono ben definiti con spazio di Bowman normale. L'epitelio tubulare è intatto con epitelio normale. Una lieve congestione è visibile anche nei vasi sanguigni della midollare. Non si notano fibrosi o danni tubulari. La corteccia sembra non presentare segni di rilievo.

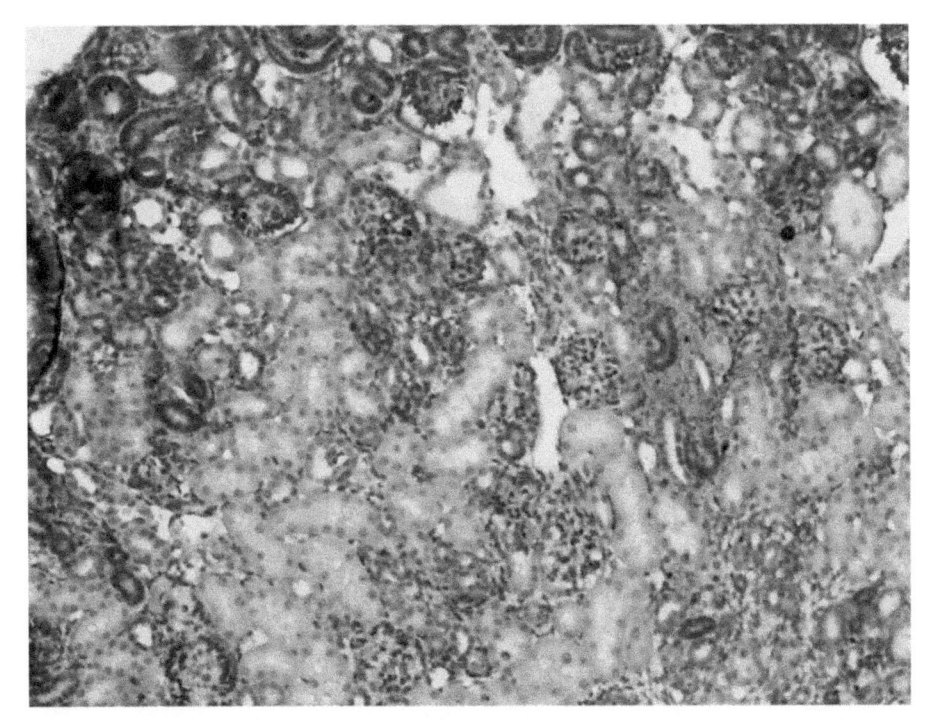

Piastra 6: Fotomicrografia del rene neonatale del gruppo B che mostra corteccia, midollo, capsula di Bowman, glomeruli, tubuli contorti prossimali e distali e tessuti interstiziali. Ematossilina ed eosina (H&E) 200X.

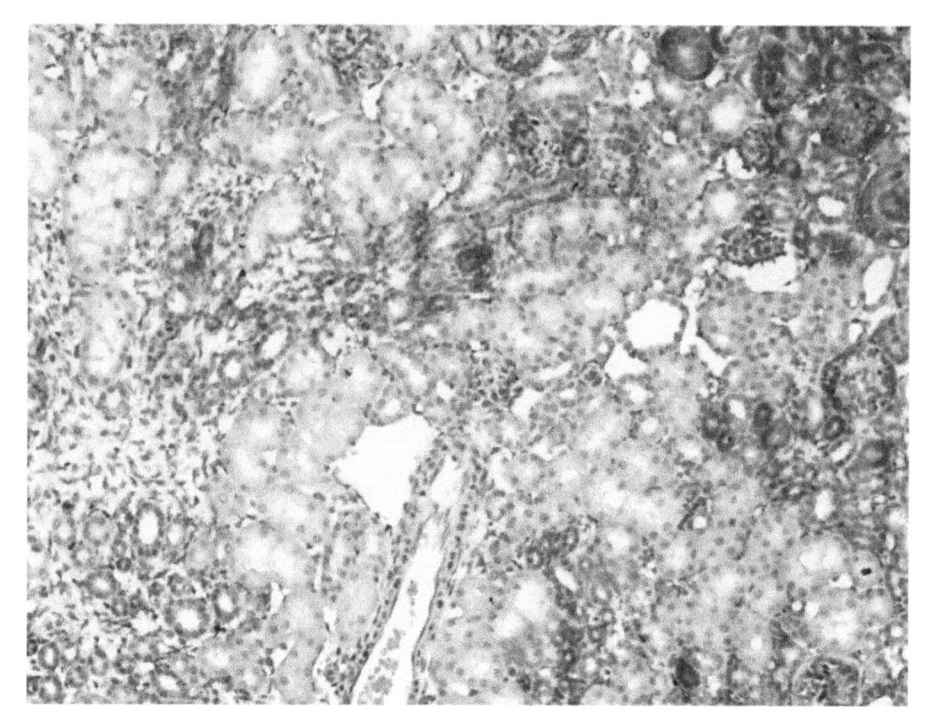

Piastra 7: Il quadro istologico del rene neonatale del gruppo B, la cui madre è stata esposta *a Ginkgo biloba* @ 7 mg/kg/die, mostra un moderato edema interstiziale con molteplici focolai di infiammazione ed emorragia. I glomeruli sono ben definiti con spazio di Bowman normale. L'epitelio tubulare ha un aspetto schiumoso, più evidente nei tubuli covulati distali. L'epitelio tubulare mostra alterazioni degenerative. Si possono apprezzare anche focolai di lieve fibrosi. La corteccia sembra non presentare alcuna alterazione.

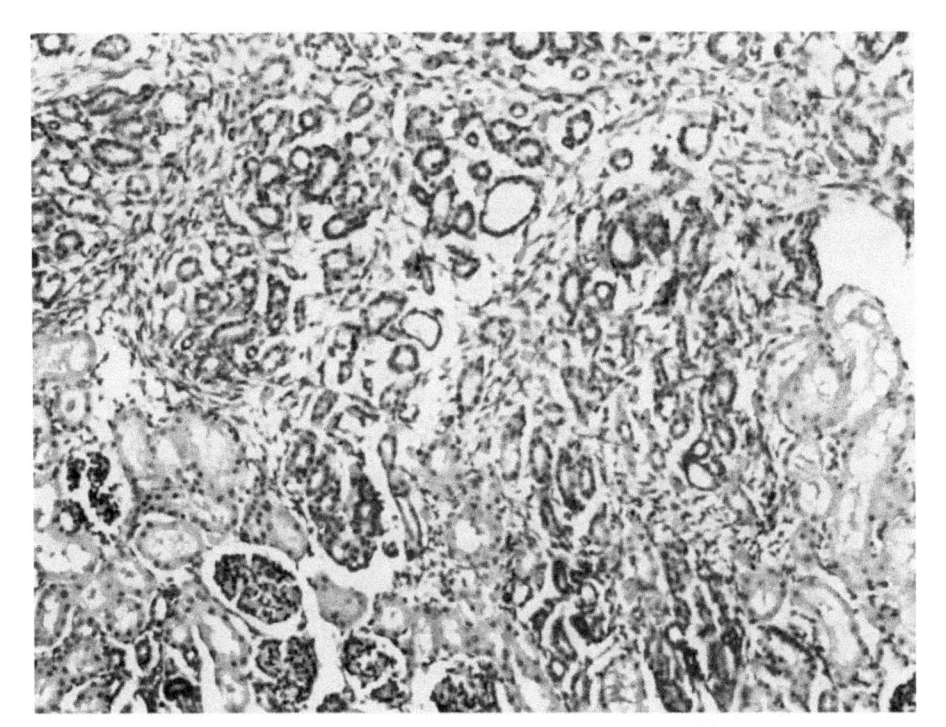

Piastra 8: Fotomicrografia del rene neonatale del gruppo C che mostra corteccia, midollo, capsula di Bowman, glomeruli, tubuli contorti prossimali e distali e tessuti interstiziali. Ematossilina ed eosina (H&E) 200X.

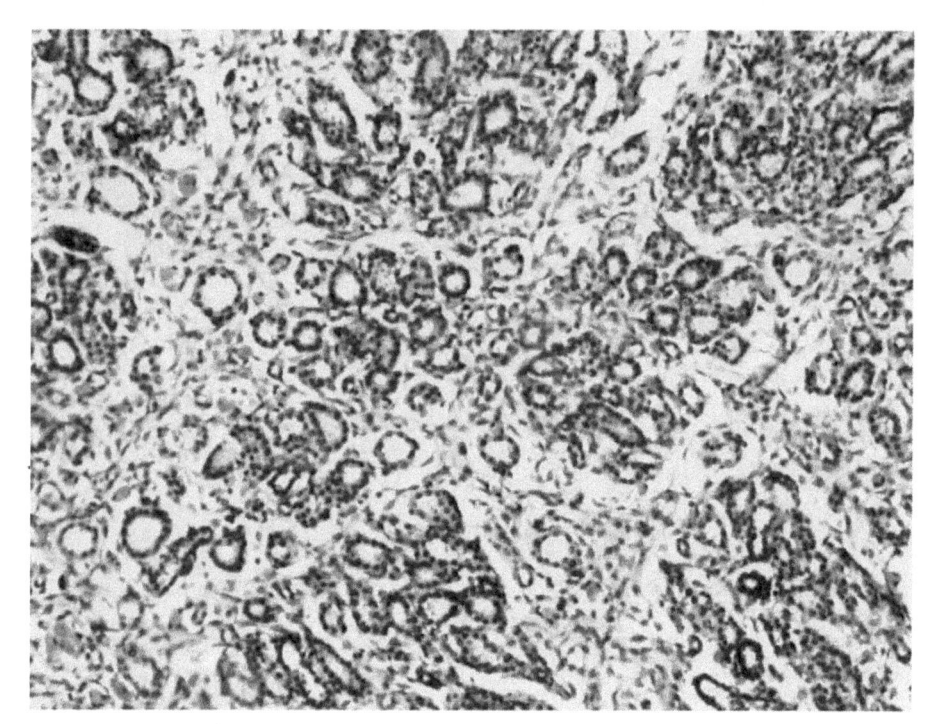

Piastra 9: Il quadro istologico del rene neonatale del gruppo C, la cui madre è stata esposta *a Ginkgo biloba* @ 14 mg/kg/die, mostra un grave edema interstiziale con molteplici focolai di infiammazione ed emorragia. I glomeruli appaiono normali e ben definiti. L'epitelio tubulare è schiumoso, più evidente nei tubuli covulati distali. Le cellule epiteliali tubulari mostrano marcati cambiamenti atrofici con perdita di nuclei e diminuzione dell'altezza delle cellule epiteliali. Il lume appare dilatato. Nei tubuli prossimali si osservano anche precoci alterazioni fibrotiche.

CAPITOLO # 5

DISCUSSIONE

È stato osservato che le piante erbacee sono state utilizzate tradizionalmente sia come neutracuetici che come cosine orientali. È stato affermato che *il Ginkgo biloba* è uno dei farmaci stimolanti per il cervello più venduti in Europa e in America (Stasi et al., 2002; Eisenberg et al., 1998; Bent., 1999; Tesch, 2003), La maggior parte degli effetti terapeutici benefici del *Ginkgo biloba* sembra derivare dalla foglia. La formulazione più comune è preparata concentrando 50 parti di foglia grezza per preparare una parte di estratto (Nakanishi et al., 2004). L'EGb 761, un estratto standardizzato delle foglie, contiene il 5-7% di ginkgolidi e bilobalide, chiamati collettivamente trilattoni terpenici, insieme al 22-24% di flavonoidi (Katzung .,2004) e si ritiene che questi siano responsabili degli effetti benefici *del Ginkgo biloba* sulla salute. Sono stati isolati e identificati più di 40 componenti dell'albero *di Ginkgo biloba*, tra cui la ginkgetina, la sciadopitysina e la bilogetina. Il preparato *di Ginkgo biloba* più comunemente utilizzato viene preparato concentrando 50 parti di foglie grezze per ottenere una parte di estratto (Katzung, 2004). I terpeni migliorano la circolazione mentre i flavonoidi sono neuroprotettivi (Smith *et al.,* 2004; Wollschlaeger *et al.,* 2003): Organizzazione Mondiale della Sanità (OMS) 1999). La tossicità può essere attribuita ai suoi costituenti, tra cui acidi ginkgolici, bilobalidi, biflavoni, cardoli, cardanoli e quercetina (Al-Yahya *et al.,* 2006). I suoi semi e il suo rivestimento esterno presentano attività tossiche dovute alla ginkgotossina e agli acidi ginkgolici.

Esistono prove molto solide dell'uso terapeutico del ginkgo per la claudicazione intermittente (malattia vascolare periferica), la demenza (compreso il morbo di Alzheimer), l'insufficienza cerebrovascolare e l'acufene. Esistono forti evidenze per l'uso nei disturbi della memoria associati all'età, per il miglioramento della memoria in individui sani, per il mal di montagna, per le vertigini e per la sindrome premestruale (PMS). Infine, vi sono buone evidenze per l'uso nella degenerazione maculare.

In gravidanza, la principale preoccupazione per l'uso delle foglie di ginkgo riguarda la sua attività antiaggregante, documentata da studi sugli animali. Anche se basata su prove in vitro, esiste una valida preoccupazione che l'uso del ginkgo possa prolungare il sanguinamento durante il parto. Sulla base di questo risultato, sarebbe prudente interrompere l'uso del ginkgo settimane prima del parto. Inoltre, le pazienti e i medici devono essere consapevoli che i produttori adottano le buone pratiche di fabbricazione (GMP) quando scelgono i prodotti a base di ginkgo, poiché una serie di casi ha riportato l'adulterazione del ginkgo con la colchicina. Durante l'allattamento, il ginkgo deve essere usato con cautela, poiché non esiste alcuna documentazione nella letteratura scientifica relativa alla sua sicurezza durante l'allattamento. Per quanto riguarda i semi di ginkgo, le prove teoriche suggeriscono che i semi di ginkgo crudi dovrebbero essere evitati durante la gravidanza e l'allattamento, mentre i semi di ginkgo tostati potrebbero essere sicuri se consumati in quantità alimentari. Sebbene l'uso tradizionale e comune non abbia indicato alcun rischio sostanziale nell'assunzione di questa erba durante la gravidanza e l'allattamento, è chiaro che è necessaria una ricerca più rigorosa e ben controllata in questo settore. I medici e i pazienti devono anche preoccuparsi delle potenziali interazioni che possono verificarsi tra il ginkgo e numerosi farmaci da prescrizione, in particolare quelli anticoagulanti e antiaggreganti. Questo problema assume maggiore rilevanza se si considera la possibilità che la sua esposizione o tossicità possa portare a malformazioni nei feti e nei neonati.

L'aumento della popolarità del *Ginkgo biloba* tra le donne è dovuto ai suoi piacevoli effetti sulla sindrome premestruale, sui sintomi della postmenopausa e su altri disturbi legati all'apparato riproduttivo femminile. Tuttavia, può causare la degenerazione degli ovociti e ridurre la vitalità degli spermatozoi sia nei criceti (Ondrizek et al., 1999a) che nell'uomo (Ondrizek et al., 1999b), inibendo il processo di fecondazione. La sua sicurezza durante il periodo di allattamento non è stata studiata in modo approfondito (Dugoua et al., 2006). Tuttavia, uno studio sui ratti non ha dimostrato alcun effetto tossico sul comportamento delle madri in allattamento (Faria et al., 2006). È stato osservato in precedenza che il *Ginkgo biloba,* in dosi di 7 e 14 mg/Kg/die, può ridurre il peso fetale alla nascita quando gli animali sono trattati durante la fetogenesi e il periodo di organogenesi della gestazione. (Pinto et al., 2007). Questo effetto può essere dovuto ai suoi effetti estrogenici (Oh e Chung, 2004), anti-estrogenici (Oh et al., 2006) ed embrio-tossici (Chan, 2005, 2006; Ondrizek et al., 1999a). Alcuni studi hanno dimostrato che i costituenti degli estratti di *Ginkgo biloba* causano potenziali difetti sul DNA dei topi, provocando effetti negativi sulla fecondazione e sull'impianto (Chan, 2005, 2006; Spinks e O'Neill, 1988). Un altro studio ha dimostrato il suo potenziale abortivo quando ratte gravide sono state trattate durante il transito tubarico e la fase di impianto.

Dopo la somministrazione orale, il *Ginkgo* biloba viene escreto attraverso i reni (21%) o espirato attraverso i polmoni (16%). L'assorbimento del *Ginkgo biloba* è di almeno il 60% (Moreau *et al.,* 1988). Dopo l'assorbimento attraverso la placenta (Schroder-van et al., 1998) entra nel feto e, poiché gran parte della sua escrezione avviene attraverso i reni, può influire sulla genesi renale. Non è disponibile una letteratura specifica a questo proposito.

A nostra conoscenza, questo è il primo rapporto che valuta in modo più completo gli effetti del *Ginkgo* biloba sul peso materno e sulle indagini morfometriche e istometriche dello sviluppo dei reni. Non è disponibile alcuna letteratura riguardante gli effetti del *Ginkgo biloba* sullo sviluppo dei reni fetali dopo che le madri sono state esposte al *Ginkgo biloba* durante il periodo dell'organogenesi. In questo studio sono stati utilizzati ratti albini gravidi come modello per verificare gli effetti del *Ginkgo biloba* sui parametri istomorfometrici dei reni neonatali. Le femmine di ratto gravide sono state suddivise a caso in quattro gruppi, A, B, C e D. Il periodo gestazionale dei ratti è di 21 giorni e in questo studio sperimentale è stato suddiviso in tre trimestri di 7 giorni ciascuno. In questo studio, le dosi sono state calcolate in base alla più alta dose umana: 240 mg/die, per un uomo di 70 kg, ovvero 3,5 mg/kg/die. Le dosi utilizzate in questa sperimentazione sono state 3,5, 7 e 14 mg/kg/die, somministrate in 1 ml di acqua durante il secondo e il terzo trimestre di gravidanza (dall'8° giornoth al 20^{oth}).

L'aumento di peso materno medio ±SE complessivo durante ciascun trimestre di gravidanza è stato annotato e confrontato nei gruppi trattati A, B, C con il gruppo di controllo D (n=7). Durante il primo trimestre, l'aumento di peso medio complessivo ±SE è stato di 13,3 ±5,1 nel gruppo A, 12,3 ±3,8 nel gruppo B e 11,7 ± 4,3 nel gruppo C non ha mostrato alcuna variazione significativa rispetto al gruppo D 12,8± 4,6. Un andamento simile è stato seguito anche nei trimestri successivi, in cui sono stati trattati i gruppi A, B e C. L'aumento di peso materno non è risultato significativamente diverso in tutti i gruppi trattati (11±0,01) rispetto al gruppo di controllo non trattato (11,04±0,04) alla fine del secondo trimestre, mentre (16±0,05) nel gruppo trattato e 16±0,03 nel gruppo di controllo alla fine del terzo trimestre. Risultati simili sono stati osservati da Pinto et al., 2007 e Fernandes et al., 2010. Inoltre, non è stata osservata alcuna differenza significativa nell'assunzione stimata di cibo e acqua tra il gruppo di controllo e quello trattato. Non sono stati osservati segni o sintomi clinici di tossicità materna, come tremori, alterazioni dell'apparato locomotore, piloerezione, movimenti della testa, convulsioni o morte materna, in nessuno dei gruppi trattati o di controllo studiati. Dopo il parto, i neonati non hanno mostrato alcuna grossolana malformazione congenita all'analisi macroscopica. La media complessiva ±SE del peso vivo alla nascita dei neonati di ratti albini del gruppo A (4,57±0,045) non è risultata significativamente diversa da quella del gruppo di controllo (4,69±0,038), ma il gruppo B (4,39±0,043) e il gruppo C (4,2±0,047) hanno mostrato una riduzione significativa in modo dipendente dalla dose. Allo stesso modo, la lunghezza media ±SE della groppa dei neonati di ratti albini del gruppo A (6,5±0,028) è leggermente diversa da quella del gruppo di controllo (6,78±0,008), ma la lunghezza media della groppa dei neonati del gruppo B (6,48±0,057) e del gruppo C (6,07±0,034) ha mostrato una riduzione significativa in modo dipendente dalla dose.034) hanno mostrato una riduzione significativa in modo dipendente dalla dose, mentre la media ±SE della circonferenza cranica dei neonati di ratti albini del gruppo A (3,2±0,011) non è risultata significativamente diversa da quella del gruppo di controllo (3,2±0,011), ma il gruppo B (3,1±0,026) e il gruppo C (2,9±0,025) hanno mostrato una riduzione significativa in modo dipendente dalla dose. Analogamente, la circonferenza addominale media ±SE dei neonati di ratti albini del gruppo A (3,1±0,026) non differiva da quella del gruppo di controllo (3,1±0,026), ma i neonati del gruppo B (3,4±0,013) e del gruppo C (3,6±0,019) mostravano un aumento significativo rispetto al controllo, in maniera dose dipendente. Da tutti i risultati sopra riassunti si può chiaramente dedurre che il feto ha subito un ritardo di crescita intra uterina dopo che la madre è stata trattata con 7 e 14 mg/kg/die durante i periodi organogeni e fetogeni della gravidanza.

Per quanto riguarda i reni neonatali, il peso medio ±SE dei reni neonatali dei ratti albini del gruppo A (20,8±0,018) non differiva significativamente dal peso dei reni neonatali del gruppo di controllo (21,75±0,041), ma il gruppo B (22,6±0,051) e il gruppo C (23,3±0,052) mostravano un aumento significativo. Allo stesso modo, la media complessiva ±SE per la lunghezza dei reni neonatali dei ratti albini del gruppo A (3,68±0,060) differisce leggermente dalla lunghezza dei reni neonatali del gruppo di controllo (5,27±0,100), ma il gruppo B (4,98±0,051) e il gruppo C (6±0,027) hanno mostrato un aumento significativo delle dimensioni in modo dipendente dalla dose. La media ±SE per la larghezza dei neonati di ratti albini del gruppo A (2,95±0,037) non differisce da quella del gruppo di controllo (2,89±0,100), ma il gruppo B (3,68±0,060) e il gruppo C (3,70±0,060) hanno mostrato un aumento significativo delle dimensioni in modo dipendente dalla dose. Ciò indica che vi è un aumento del peso assoluto e delle dimensioni (lunghezza, larghezza) dei reni neonatali quando le madri sono esposte a dosi crescenti di *Ginkgo biloba* durante la gravidanza. La media ±SE dello spessore della corticale renale neonatale del gruppo A (0,88±0,017 mm) non differisce da quella del gruppo di controllo (0,80±0,014 mm), ma il gruppo B (1,21±0,010 mm) e il gruppo C (1,06±0,011) mostrano un aumento significativo. Allo stesso modo, la media ±SE per la larghezza dello spessore della midollare renale neonatale del gruppo A (1,80±0,007) non differisce da quella del gruppo di controllo (1,89±0,012mm), mentre il gruppo B (2,50±0,011mm) e il gruppo C (2,81±0,013) hanno mostrato un aumento delle dimensioni in maniera dose dipendente.

Il diametro medio ±SE dei glomeruli renali dei neonati del gruppo A (119±0,017μm) e B (120±0,010pm) non differisce da quello del gruppo di controllo (120±0,014μm), ma il diametro glomerulare neonatale del gruppo C (121±0,011 μm) ha mostrato un leggero aumento delle dimensioni. Analogamente, la media ±SE dello spazio capsulare di Bowman del gruppo A (10,8±0,004μm) non differisce da quella del gruppo di controllo (10,8±μm), ma il gruppo B (12,5±0,043μm) e il gruppo C 14,81±0,021 μm) hanno mostrato un aumento delle dimensioni in maniera dose dipendente. La media (±SEM) del diametro neonatale dei tubuli prossimali dei reni dei ratti albini del gruppo A (59,93±0,105μm) è leggermente diversa da quella del gruppo di controllo (62,22±0,288μm), ma il diametro neonatale medio dei tubuli prossimali del gruppo B (59,71±0,184μm) e del gruppo C (55,18±0,102μm) ha mostrato una significativa diminuzione delle dimensioni in modo dose dipendente. La media (±SEM) del diametro neonatale dei tubuli distali dei reni dei ratti albini del gruppo A (30,11±0,074μm) non differisce dall'ampiezza media del diametro neonatale dei tubuli distali del gruppo di controllo (30,27±0,114μm), ma il diametro neonatale medio dei tubuli distali del gruppo B (30,09±0,071μm) e del gruppo C (27,47±0,183 μm) ha mostrato una significativa diminuzione delle dimensioni in modo dose dipendente.

L'immagine istologica del rene neonatale del gruppo D, la cui madre è servita come gruppo di controllo, (Piastra 2 e 3) mostra uno spazio interstiziale normale senza infiammazioni ed emorragie. I glomeruli appaiono normali e ben definiti. L'epitelio tubulare è ben definito con un'altezza cellulare normale sia nei tubuli convulsi prossimali che distali. L'epitelio tubulare è intatto con epitelio normale. Il quadro istologico del rene neonatale del gruppo A, la cui madre è stata esposta *a Ginkgo biloba* @ 3,5 mg/kg/die, nelle lastre 4 e 5 mostra un edema interstiziale da lieve a moderato con pochi focolai di infiammazione. Si possono apprezzare anche pochi focolai emorragici, ma i glomeruli sono ben definiti con un normale spazio di Bowman. L'epitelio tubulare è intatto con epitelio normale. Una lieve congestione è visibile anche nei vasi sanguigni della midollare. Non si notano fibrosi o danni tubulari. La corteccia non sembra presentare anomalie. Mentre il quadro istologico del rene neonatale del gruppo B, le cui madri sono state esposte a *Ginkgo biloba* @ 7 mg/kg/die, nelle lastre 6 e 7 mostra un moderato edema interstiziale con molteplici focolai di infiammazione ed emorragie. I glomeruli sono ben definiti con spazio di Bowman normale. L'epitelio tubulare ha un aspetto schiumoso, più evidente nei tubuli convulsi distali. L'epitelio tubulare mostra alterazioni degenerative. Si possono apprezzare anche focolai di lieve fibrosi. La corteccia non sembra essere rilevante, ma si può osservare un leggero assottigliamento. Il quadro istologico del rene neonatale del gruppo C, le cui madri sono state esposte a *Ginkgo biloba* @ 14 mg/kg/die, Plat 8 e 9, mostra un grave edema interstiziale con molteplici focolai di infiammazione ed emorragia. I glomeruli appaiono poco definiti con ciuffi di capillari disposti irregolarmente. Lo spazio di Bowman sembra aumentato a causa dell'appiattimento dell'epitelio di rivestimento e dell'edema intorno ai capillari. L'epitelio tubulare è schiumoso, più evidente nei tubuli covulati distali. Le cellule epiteliali tubulari mostrano marcati cambiamenti atrofici con perdita di nuclei e diminuzione dell'altezza delle cellule epiteliali.

Il lume appare dilatato. Nei tubuli prossimali si osservano anche alterazioni fibrotiche precoci. La corteccia è conservata con una leggera riduzione dello spessore. Tutti questi cambiamenti sono suggestivi di alterazioni degenerative precoci che possono essere dovute all'effetto diretto del *Ginkgo biloba* o dei suoi metaboliti. Ma anche l'adulterazione della medicina erboristica, come l'aggiunta di colchicina, può essere responsabile di questi cambiamenti atrofici e degenerativi. Poiché le cellule renali sono immature e l'esposizione a sostanze tossiche può portare alla loro distruzione. Il farmaco provoca effetti maggiori sull'interstizio, sui tubuli prossimali e distali e sui vasi sanguigni, mentre la capsula di Bowman viene preservata in quanto resistente alla tossicità.

CAPITOLO # 6

SOMMARIO

Il ginkgo biloba (un prodotto erboristico), utilizzato nella cucina orientale e come medicina popolare nel trattamento di diverse patologie, in particolare la demenza, è stato valutato per i suoi effetti sulla tossicità riproduttiva delle femmine durante la gravidanza e per il suo effetto sulla crescita fetale in termini di peso alla nascita nei ratti albini. Sono stati inoltre registrati i parametri istomorfometrici dei reni neonatali per studiarne gli effetti sulla genesi renale quando i feti vi sono esposti durante il periodo dell'organogenesi. Un totale di ventotto femmine adulte albine è stato suddiviso in quattro gruppi A, B, C e D. Ogni gruppo era composto da sette femmine gravide. *Il ginkgo biloba* è stato somministrato tramite gavage orale alla dose di 3,5, 7 e 14 mg/kg/die in un'unica somministrazione rispettivamente ai gruppi A, B e C, mentre il gruppo D è servito da controllo e gli è stato somministrato 1 ml di acqua al posto del farmaco. Il farmaco è stato somministrato dall'8th al 20th giorno di gestazione, in aggiunta al cibo e all'acqua.

I neonati sono stati raccolti e pesati dopo il parto il giorno 1st. L'analisi macroscopica non ha rilevato alcuna malformazione congenita grossolana. I parametri morfologici come la circonferenza della testa, la lunghezza della groppa e la circonferenza addominale sono stati misurati con un nastro adesivo. Dopo l'eutanasia, i neonati sono stati sezionati, i reni sono stati raccolti e conservati in formaldeide tampone neutro. Dopo la raccolta dei campioni, i parametri morfologici (forma, dimensioni e peso) sono stati misurati con calibri di Vernier, mentre i parametri istometrici (diametro corticale e midollare, capsula di Bowman, glomeruli, tubuli contorti prossimali e distali) dei reni neonatali sono stati registrati con l'aiuto del sistema di analisi delle immagini Image J® versione 1.47v. Le caratteristiche istologiche dei reni sono state osservate al microscopio ottico a X400 dopo aver colorato i vetrini con ematossilina ed eosina.

L'analisi statistica non ha mostrato differenze significative nell'aumento medio di peso delle madri albine in gravidanza, trattate con estratti di *Ginkgo biloba* in concentrazione di 3,5, 7,14 mg/kg/die durante gli ultimi due trimestri di gravidanza, rispetto al controllo (p,0.05).

L'analisi statistica dei parametri morfologici dei reni neonatali (peso e lunghezza) è risultata significativamente ($p<0,05$) più elevata nel gruppo trattato, in particolare nel gruppo C trattato con 7 mg/kg/die, rispetto al gruppo di controllo, mentre la larghezza non è risultata significativa ($p>0,05$) nel gruppo trattato rispetto al controllo. Colore, forma e consistenza erano normali nei neonati albini trattati e nel gruppo di controllo. I parametri istologici, ovvero lo spessore della corticale e della midollare renale, il diametro dei tubuli contorti prossimali e distali, il diametro della capsula di Bowman e dei glomeruli del gruppo trattato, in particolare con 14 mg/kg/die, erano significativamente diversi ($p<0,05$) rispetto al gruppo di controllo.

Sulla base dei dati ottenuti nel presente studio, è preoccupante che la somministrazione orale di *Ginkgo biloba* a 3,5, 7 e 14 mg/kg/die durante il secondo e terzo trimestre di gravidanza abbia effetti negativi sulla genesi renale in termini di caratteristiche istomorfometriche dei reni. Inoltre, sono stati valutati gli effetti sulla tossicità materna, ma non si sono verificati cambiamenti nell'aumento di peso materno e non sono stati osservati segni di tossicità. Si dimostra quindi la sua sicurezza per le madri durante la gravidanza, ma gli effetti deleteri sulla genesi renale.

RIFERIMENTI

Al-Yahya A.A., A.A.Al-Majid, A.M.AlBekhairi,O.A.Alshabanah e S. Qureshi.2006.Studi sulla tossicità riproduttiva, citologica e biochimica del *Ginkgo Biloba* in topi svizzeri albini. J. Ethnopharmacol. 107:222-228.

Allais.G.,G.D'Andrea,M.Maggio e C.Benedetto.2013.L'efficacia della ginkgolide B nel trattamento acuto dell'aura emicranica: uno studio preliminare aperto.Neurol. Sci.34:161-163.

Ashton, A.k. e S.Gupta.2000. Disfunzione sessuale indotta da antidepressivi e *Ginkgo biloba.Am.* J.Pscychiatry.4: 22-31.

Bancroft, J.D., C.Layton e S.K.Suvarna. 2013. Teoria e pratica delle tecniche istologiche di Bancroft. Churchill Livingstone London. pp:303-330.

Barrett, S.C.H. 2002. L'evoluzione della diversità sessuale delle piante". Nature Reviews Genetics. **3**: 274284.

Piegati. 1999. Commento: L'adulterazione nei prodotti erboristici: pericolosa e ingannevole. West J. Med. 170: 259-260.

Billia ,A.R.2002.*Ginkgo biloba* L.6° Edizione. Theime New York. Pp: 445-456.

Birks, J. e G. Evans. 2014. *Ginkgo biloba* per il deterioramento cognitivo e la demenza. National Center for Complementary and Integrative Health, US National Institutes of Health. Il database Cochrane delle revisioni sistematiche 1: 3120-3129.

Brenner, E.D., M.S.Katari, D.W.Stevenson , S.A.Rudd , A.W.Douglas e W.N. Moss.2005. Analisi EST nel *Ginkgo biloba:* una valutazione dei regolatori di sviluppo conservati e dei geni specifici delle gimnosperme. Genomica . 6: 143-152.

Bruce, J.D., S.C.Shiflett, N.Feiwel, R.J.Matheis, O.Noskin, J.A.Richards e N.E.Schoenberger. 2000. Estratto di *ginkgo biloba*: meccanismi e indicazioni cliniche. Arch.Phys. Med.rehabil. 5: 668-678.

Carlson, J.J., J.W.Farquhar, K.Berra .2007.Safety and efficacy of a *ginkgo biloba-containing* dietary supplement on cognitive function, quality of life, and platelet function in healthy, cognitively intact older adults.J.AM.Diet.Assoc.8:22-28.

Cieza, A., P.Maier e E.Popple, .2003.Effetti del *Ginkgo biloba* sul funzionamento mentale in volontari sani. Arch. Med. Res.34:373-381.

Chan, W. H. 2006. Il ginkgolides B induce apoptosi e danni allo sviluppo in cellule staminali embrionali e blastocisti di topo. Hum. Reprod. 21: 2985-2995.

Chan, W.H. e N.H.Shiao.2009.Effetti negativi del ginkgolide B sulla maturazione degli ovociti di topo, sulla fecondazione e sullo sviluppo fetale *in vitro* e *in vivo*. Toxicol. Letters. 188:63-69.

Chahoud, I., A. Ligensa, L. Dietzel e A.S. Faqi.1999.Correlazione tra tossicità materna ed effetti embrionali/fetali.Reprod.Toxicol.13: 375-381.

Cohen, A.J. e B. Bartlik. 1998. *Ginkgo biloba* per la disfunzione sessuale indotta da antidepressivi. J Sex Marital Ther. 24: 139-143.

Cooper, C., R. Li, C. Lyketsos e G. Livingston. 2013. Trattamento del decadimento cognitivo lieve: revisione sistematica. Br. J. Psychiatry. 203: 255-264.

Dong, L.Y., L. Fan, G.F.Li, Y.Guo, J.Pan e Z.W. Chen. 2004.Azione anti-invecchiamento dei lattoni totali del ginkgo sui topi anziani. Yao Xue Xue Bao.39: 176-179.

Dugoua, J.J, E.Mills, D.Perri, G.Koren. 2006. Sicurezza ed efficacia del *Ginkgo biloba* in gravidanza e allattamento. Can J Clan Pharmacol. 13: 277-84.

Eisenberg, D.M, R.B. Davis, S.L.Ettner, S.Appel, S.Wilkey e M.V.Rompay.1998. Tendenze nell'uso della medicina alternativa negli Stati Uniti, 1990-1997: risultati di un'indagine nazionale di follow-up. JAMA ; 280: 1569-1575.

Eli.R e J.A.Faciano. 2006. Un trattamento preventivo aggiuntivo per il cancro: La luce ultravioletta e il *ginkgo biloba,* insieme ad altri antiossidanti, sono un'opzione terapeutica sicura e potente, ma largamente ignorata, per la prevenzione del cancro. Med. Ipotesi. 66: 1152-1156.

ElMazoudy R.H. e A.A.Attia. 2012.Efficacia del *Ginkgo biloba* sulle alterazioni istologiche vaginali estrali e ovariche per valutare il potenziale anti-impianto e abortivo in topi femmina albini. Sviluppare. Reprod.Toxicol. 95:444-459.

Ernst, E. 2002. Prodotti fitoterapici in gravidanza: sono sicuri? Int J Gynaecol Obstet. 109: 227-235.

Ernst, E., Clement, Y.N., I.Onakpoya e S.K.Hung,. 2011. Effetti degli integratori erboristici e dietetici sulla cognizione in menopausa: una revisione sistematica. Marturitas; The European menopause Journal.68: 256-263.

Esposito.M. e M.Carotenuto.2011.Efficacia del complesso Ginkgolide B per la profilassi breve dell'emicrania in bambini in età scolare: uno studio in aperto. Neurol. Sci. 32:79-81.

Faria.D., L.V. Borges, V.M.Peters, J.E Reis, L.C.Ribeiro e O.Guerra.2008. Sviluppo postnatale di cuccioli di ratti allattanti trattati con *Gingko biloba.* Pytother. Res.22: 185-189.

Fernando, M., A.L.Kindzelskii, B.N.Zerawych, M.B.Ksebati, H.R. Petty, L.M.Hryhorczuk e S.Mobashery.2001. Identificazione della colchicina nel sangue placentare di pazienti che utilizzano farmaci a base di erbe. Chem. Res. Toxicol. 14:1254-1258.

Fernandes, E.S., R.M.Pinto e M.O.Guerra.2010. Effetti dell'estratto di *Ginkgo biloba* sullo sviluppo embriofetale nei ratti Wistar. Reprod.Toxicol.73: 45-56.

Gardner, C.D., J.L.Zehnder, A.J. Rigby, J.R. Nicholus e J.W.Farquhar.2007. Effetto del *Ginkgo biloba* (EGb 761) e dell'aspirina sull'aggregazione piastrinica e sull'analisi della funzione piastrinica negli adulti anziani a rischio di malattie cardiovascolari: uno studio clinico randomizzato. Blood Coagul Fibrinolysis.18: 787-793.

Hatano, K.I., T.Miyakawa, Y. Sawano, M.Tanokura.2011. Proteine antifungine e di trasferimento lipidico dai semi di Ginkgo *(Ginkgo biloba)*. Nuts and Sds in Health and Disease Prevention.pp: 527-534.

Hilton, M.P., E.F.Zimmermann e W.T.Hunt, 2013.Ginkgo *biloba* per gli acufeni. Il database Cochrane Sys. Rev. 3: 3852-3866.

Kobayashi, D., T. Yoshimura, A.Johno, M.Ishikawa, K. Sasaki e K. Wada.2015. Diminuzione della concentrazione di piridossal -5'-fosfato e aumento della concentrazione di piridossal nel plasma di ratto con la somministrazione di 4'-O-metilpiridossina. Nutr. Res. 35: 637-642.

Huang.W., O.Deng, B.Xie, J.Shi, F. Huang, B.Tian, O.Huang e S.Xue. 2012. Purificazione e caratterizzazione di una proteina antiossidante dai semi *di Ginkgo biloba*. Moecules.17:14778-14794.

Iris, F.F. e S.W.Galor. 2011. Herbal Medicine, Biomolecular and Clinical Aspects, Oxidative Stress and Disease, 2a edizione. Boca Raton, CRC Press. ISBN-13: 978-981.

Johnson, S.k., B.J.Diamond, S.Rausch, M.Kaufman S.C.Shiflett e L.Graves.2006.L'effetto del *Ginkgo biloba* sulle misure funzionali nella sclerosi multipla: uno studio pilota randomizzato e controllato. Explore (NY).2:19-24.

Kang, B.J., M.D.Kim, S.J.Lee e M.J.Jo. 2002. Studio in doppio cieco, controllato con placebo, sul *Ginkgo biloba* per la disfunzione sessuale indotta da antidepressivi. Eur. Neuropsychopharmacol.y3:177-180.

Katzung BG.2004. Farmacologia di base e clinica. 9th edizione. Boston: Mc Graw Hill. :1080- 1081.

Kennedy, D.O., A.B.Scholey e K.A.Wesnes.2003.Modulazione della cognizione e dell'umore in seguito alla somministrazione di dosi singole di *ginkgo biloba,* ginseng e una combinazione ginkgo/ginseng a giovani adulti sani. Fisiologia e comportamento.75:739-751.

Koch.E., M.Noldner e J.Lushner.2013.Tossicità riproduttiva e dello sviluppo dell'estratto speciale *di Ginkgo biloba* EGb 761® nei topi.Phytomed.21:90-97.

Koch, E., 2005.Inibizione dell'aggregazione dei trombociti umani indotta dal fattore di attivazione piastrinico (PAF) da parte dei ginkgolidi: considerazioni su possibili complicazioni emorragiche dopo l'assunzione orale di estratti di *Ginkgo biloba*. Fitomedicina. 12:10-6.

Laws, K.R, H.Sweetnam e T.K. Kondel. 2012. *Il ginkgo biloba* è un potenziatore cognitivo in individui sani? Una meta-analisi. Hum Psychopharmacol (Meta-analisi). 27: 527-533.

Lepoittevin, J. P., C. Benezra e Y. Asakawa.1989. Dermatite allergica da contatto al *Ginkgo biloba* L.: relazione con l'urushiol. Arch. Dermatol. Res. 28: 227-230.

Li, H.T., J.H.Liu e Z.H.U. Qui. 2005. Osservazione clinica sul trattamento dell'insonnia senile con la terapia applicativa sull'agopunto Shenque con la preparazione di foglie di gingkgo: un rapporto di 25 casi. Journal of Chinese Integrative Medicine: 3: 124-135.

Li, W., F. Trovero, J. Cordier, Yan Wang, K. Drieu, V. Papadopoulos. 2003. L'esposizione prenatale dei ratti all'estratto di *Ginkgo biloba* (EGb 761) aumenta la sopravvivenza/crescita neuronale e altera l'espressione genica nell'ippocampo fetale in via di sviluppo. Developmental Brain research. 2:169180.

Logani, S., M.C.Chen, T.Tran, T.Le.R. B.Raffa. 2000. Azioni del *Ginkgo Biloba* relative alla potenziale utilità per il trattamento di condizioni di ipossia cerebrale. Life Sci. 67:1389-96.

Mahadevan, S. e Y.Park. 2008. I molteplici benefici terapeutici del *Ginkgo biloba* L.: chimica, efficacia, sicurezza e usi. J. Food Sci. 73:14-19.

Mahadevan, S., Y.Park e Y. Park. 2008. Modulazione del metabolismo del colesterolo da parte delle noci di *Ginkgo biloba* L. e del loro estratto. Food Res. International. 41: 89-95.

Mancuso, C. R.Siciliano, E.Barone e P.Preziosi.2012. Sostanze naturali e malattia di Alzheimer: dagli studi preclinici alla medicina basata sull'evidenza. Biochimica et Biophysica Acta 1822: 616-24

Mazanov, J., D.Mathew, C.Jamese F.L.Mai.2013.Uso di sostanze per migliorare il rendimento accademico tra gli studenti universitari australiani. Performance Enhancement and Health. 2:110-118.

Moreau, J.P., C.R.Eck, J. McCabe e S.Skinner.1988. Assorbimento, distribuzione ed escrezione di un estratto di foglie *di ginkgo biloba* marcato nel ratto. Rokan: 37-45

Oh, S.M. e K.H. Chung.2004. Attività estrogeniche degli estratti di *Ginkgo biloba*.Life Science.74:1325-1335.

Oh, S.M. e K.H.Chung. 2006.Attività antiestrogeniche degli estratti di *Ginkgo biloba*. J.Steroid Biochem.Mol.biol.100:167-176.

Ozgoli.G., E.A.Selslei, F.Mojab e H.A.Majid. 2009.Uno studio randomizzato e controllato con placebo sul Ginkgo biloba L. nel trattamento della sindrome premestruale.J.Altern Complement

Med.15:845-851.

Ondrizek, R.R., J.C.Phillip, C.P.William e A.King.1999.Uno studio di medicina alternativa sugli effetti delle erbe sulla penetrazione di ovociti di criceto privi di zona e sull'integrità dell'acido desossiribonucleico degli spermatozoi.F ertil.Steril .71.517-522.

Paulus, W.E., M. Zhang, E.Strehler, N.Reeka e K.Sterzik.2002. Applicazione del *Ginkgo biloba* nella terapia della riproduzione assistita..Fertil.Sterilty .78: pp.S124.

Petty, H.R., M.Fernando, M.B.Ksebati, S. Mobashery. 2001. Identificazione della colchicina nel sangue placentare mediante l'uso di erbe medicinali. Chem. Res. Toxicol. 14: 1254-1258.

Pinto, R.M., E.S.Fernandes, J.E. Reis, V.M.Peters e M.O.Guerra.2007. Ritardo della crescita intra-uterina dopo somministrazione prenatale di *Ginkgo biloba* a ratti. Reprod. Toxicol. 23: 480485.

Plotnik e Arthur. 2000. Il libro degli alberi urbani: An Uncommon Field Guide for City and Town 1a ed. New York: Three Rivers Press. p. 202-212.

Raven, P. H., F.Ray, Evert e E.E.Susan. 2005. Biologia delle piante. 7a edizione. New York: W. H. Freeman and Company. pp. 429-430.

Rudge, M.V.C, D.C.Damasceno, G.T.Volpato, F.C.G. Almeida e I.P.Lemonico. 2007. Effetti del *Ginkgo biloba* sugli esiti riproduttivi e sui biomarcatori dello stress ossidativo. Sui ratti diabetici indotti dalla streptozocina.Brazilian Journal of Medical and Biological research 40:1095-1099.

Sarris.J., P.Alexander, S.Isaac, S.Con e S.Andrew.2011.Herbal medicine for depression, anxiety and insomnia: Una revisione della psicofarmacologia e delle evidenze cliniche. Eur. Neuropsychopharmacol.21:841-860.

Schotz e Karl. 2004. Quantificazione degli urushioli allergenici in estratti di foglie *di Ginkgo biloba*, in semplici estratti one-step e in materiale raffinato (EGb 761). Phytochem.Anal.15:1 -8.

Schroder-van der Elst JP, Van Der Heide D, Rokos H, M. D. Escobar, G.Kohrle. 1998. I flavonoidi sintetici attraversano la placenta nel ratto e si trovano nel cervello fetale. Am J Physiol Endocrinol. Metab. 27: 253-256.

Seupaul, R.A, J.L. Welch, S.T.Malka e T.W.Emmett. 2012. Profilassi farmacologica del mal di montagna acuto: una revisione sistematica. Ann. Emerg.Med. 59: 307-317.

Shah, Z.A., P.Sharma e S. B.Vohora. 2003. *Il ginkgo biloba* normalizza le alterazioni dei livelli cerebrali di catecolamine , serotonina e corticostrone plasmatico dovute allo stress. EurNeuropsychopharmacol. 13(5):321-5.

Smith, J.V. e Y.Luo. 2004. Studi sui meccanismi molecolari dell'estratto di *Ginkgo biloba*. Appl

Microbiol Biotechnol. 64:465-72.

Stasi, D., G.P. Oliveira, M.A. Carvalhaes, O.S. Tien, S.H. Kakinami e M.S. Reis. 2002. Piante medicinali usate popolarmente nella Foresta Atlantica Tropicale brasiliana. Fitoterapia. 73: 69-91.

Tan, M.S., J.T.Yu, C.C,Tan, H.F. Wang, X.F. Meng, C.Wang, T. Jiang, X.C. Zhu e L. Tan, L. 2015. Efficacia ed effetti avversi del *Ginkgo biloba* per il deterioramento cognitivo e la demenza: A Systematic Review and Meta-Analysis. J. Alzheimer's Dis. 43: 589- 603

Taylor, N.Thomas e L.Edith. 1993.The Biology of Evolution of Fossil Plants, Prentice Hall, New Jersey, pp. 636-643.

Tesch, B.J. 2003. Erbe comunemente utilizzate dalle donne: una revisione basata sull'evidenza. A J Obstet Gynaecol. 188:S44-55.

Usai.S., L.Grazzi e G.Bussone. 2011. Gingkolide B come trattamento preventivo dell'emicrania in giovane età: risultati a 1 anno di follow-up. Neurol. Sci. 32: 197-199.

Weber.w. e N.Sanford.2007Terapie mediche complementari e alternative per il disturbo da deficit di attenzione/iperattività e l'autismo.Ped. Clin.North Americ. 54: 983-1006 .

Weinmann, S., S.Roll, C.Schwarzbach, C.Vauth e S.N.Willich. 2010. Effetti del *ginkgo biloba* nella demenza: revisione sistematica e meta-analisi".BMC Geriatr. 17: 10-14.

Wollschlaeger, M. Blumenthal e Brinkman. 2003. L'ABC, guida clinica alle erbe. Consiglio botanico americano Austin, Texas. Thieme New York. pp: 185-200.

Organizzazione Mondiale della Sanità (OMS). 1999. Folium *Ginkgo*. In Monografie dell'OMS su piante medicinali selezionate, vol. 1. Ginevra: Organizzazione Mondiale della Sanità; 1999. p. 154-67.

Wu.Y.N., C.H.Liao, K.C.Chen, S.P.Liu e H.S. Chiang. 2015. Effetto dell'estratto di *Ginkgo biloba* (EGb-761) sul recupero della disfunzione erettile nel modello di ratto con lesione bilaterale del nervo cavernoso. Urologia. 85:1214-1216.

Yallapragada, P.R., M. K. Velaga. 2015. Effetto dell'estratto di *Ginkgo biloba* sullo stress ossidativo indotto dal piombo in diverse regioni del cervello di ratto. J. Environ. Pathol. Toxicol. Oncol. 34: 161-173.

Yeh, K.Y., F.P.Hsiao, K.Krishna, F.L.Shih, S.W.Leang, L.H.Jen e F.T.Yuan.2008. L'estratto di *ginkgo biloba* migliora il comportamento copulatorio maschile e riduce i livelli sierici di prolattina nei ratti.Hormones and Behaviour.53:225-231.

Yeh, K.Y., C.H.Wu, Y.F.Tsai.2011.Il trattamento con *ginkgo biloba* aumenta la copulazione ma non l'attività nNOS nell'area preottica mediale dei ratti maschi. Neuroscience Letters.18:182-186.

Yi, N.W., H.L.Chun, C.C.Kuo, P.L.Shih e S.C.Han.2015.Effetto dell'estratto di *Ginkgo biloba* (EGb-761) sul recupero della disfunzione erettile nel modello di ratto con lesione bilaterale del nervo cavernoso.Urologia.85:7-15.

Zehra. U., M.Tahir e K.P.Lone.2010.Malformazioni indotte *dal Ginkgo biloba* nei topi. J. Coll. Physicians. Surg. Pak.20:117-121.

Zeng, X., M.Liu, Y.Yang, Y.Li e K. Asplund.2005. *Ginkgo biloba* per l'ictus ischemico acuto. Cochrane Database Syst. Rev.4: 3691-3698.

More Books!

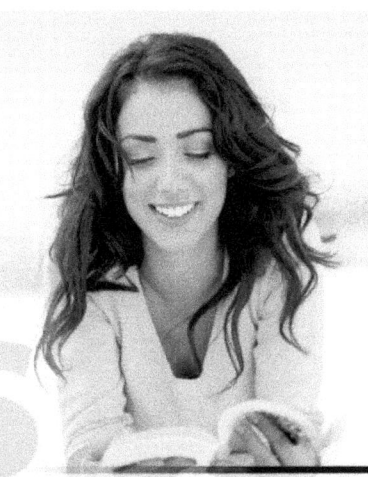

I want morebooks!

Buy your books fast and straightforward online - at one of world's fastest growing online book stores! Environmentally sound due to Print-on-Demand technologies.

Buy your books online at
www.morebooks.shop

Compra i tuoi libri rapidamente e direttamente da internet, in una delle librerie on-line cresciuta più velocemente nel mondo! Produzione che garantisce la tutela dell'ambiente grazie all'uso della tecnologia di "stampa a domanda".

Compra i tuoi libri on-line su
www.morebooks.shop

info@omniscriptum.com
www.omniscriptum.com
OMNIScriptum